AF308992

DES
RÉTRÉCISSEMENTS DU PYLORE
D'ORIGINE BILIAIRE

PAR

Le Dr Maurice MARCHAIS

ANCIEN INTERNE DES HÔPITAUX DE PARIS

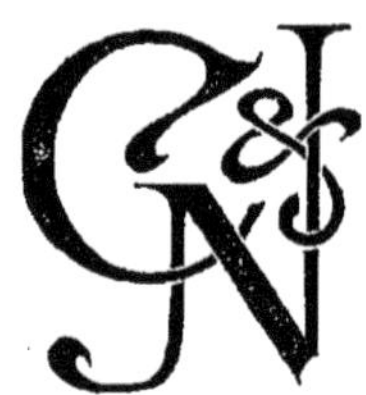

PARIS

GEORGES CARRÉ ET C. NAUD, ÉDITEURS

3, RUE RACINE, 3

—

1898

DES

RÉTRÉCISSEMENTS DU PYLORE

D'ORIGINE BILIAIRE

PAR

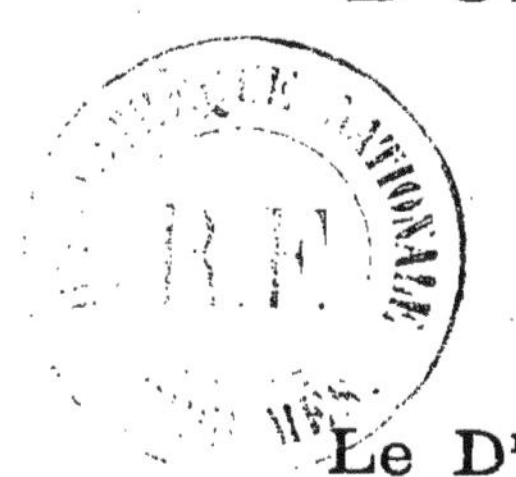

Le Dr Maurice MARCHAIS

ANCIEN INTERNE DES HÔPITAUX DE PARIS

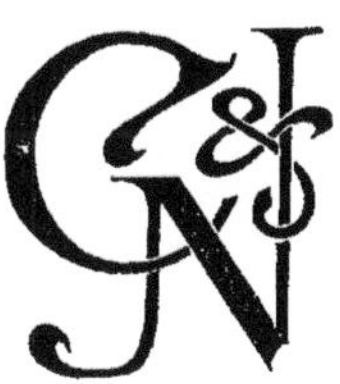

PARIS

GEORGES CARRÉ ET C. NAUD, EDITEURS

3, RUE RACINE, 3

—

1898

HISTORIQUE

Il y a déjà longtemps qu'on a étudié, et longuement, les complications infectieuses de la lithiase biliaire, les fistules cholécysto-intestinales, les cholécystites en général, et pourtant, avant ces dernières années, en dehors des observations de cancer secondaire ou primitif des voies biliaires, nous trouvons peu d'observations où la dilatation de l'estomac soit, non pas étudiée, mais seulement notée. Le premier ouvrage où nous pouvons lire une observation qui nous intéresse est le mémoire de Duplay père sur l'ampliation de l'estomac et les lésions qui l'accompagnent, paru dans les *Archives générales de médecine* de 1833. La malade mourut après dix-huit ans de troubles digestifs avec vomissements fréquents et, à l'autopsie, on trouva un estomac très ample descendant au-dessous de l'ombilic de toute la largeur de la main. « Sa cavité, dit-il, ne renfermait aucune tumeur, aucune végétation, quoique plusieurs médecins eussent annoncé le contraire. Vers le pylore, les parois du viscère étaient épaissies, cependant l'orifice pylorique n'était pas rétréci. Le foie adhérait très fortement à l'estomac ; ces deux organes s'envoyaient réciproquement des prolongements fibreux et leurs substances semblaient se confondre ». Ici, la lésion est indiquée sans commentaires.

En 1841, dans son Traité des maladies du foie, Bonnet publie un fait très net dont voici le dénouement : « Le malade mourut après avoir constamment vomi, sans que sa constipation eût cessé et après avoir présenté les symptômes de la gastro-entérite. Le ventre était en outre plat en bas et tuméfié dans la région épigastrique. A l'autopsie, on trouva les marques d'une violente gastro-entérite et de plus un calcul biliaire ayant un pouce trois lignes de hauteur et un pouce deux lignes de largeur. Ce calcul engagé dans le tégument l'oblitérait entièrement. La vésicule biliaire était squirreuse, le tissu cellulaire qui l'unissait au foie était le siège d'une suppuration chronique ».

Fauconneau-Dufresne, dans son traité « La maladie calculeuse du foie », paru en 1851, rapporte deux observations. Dans l'une, obs. de Porral, le malade est mort avec les signes d'un cancer du pylore. L'autopsie montre une dilatation considérable de l'estomac, le pylore est épaissi, ses parois ont trois lignes d'épaisseur. Dans le duodénum, à un pouce environ de la valvule pylorique, vers la région antérieure, existe une ouverture conduisant dans la vésicule, remplie exactement par deux calculs. « Ces calculs, dit-il, sont placés de façon à produire une compression sur le pylore et ont pu déterminer les vomissements ».

L'autre cas a été observé par C. Piron en 1826. « Il s'agit d'une femme de 36 ans, qui digérait mal, vomissait fréquemment et maigrissait rapidement ; on la croyait atteinte d'un squirre du pylore. Après de grands efforts, elle vomit un calcul du volume d'une grosse noisette. Peu de temps après, elle vomit un autre calcul de même nature ». Mais l'observation ne nous renseigne pas sur les suites de la maladie.

Malgré ces exemples, Cruveilhier et les différents auteurs qui l'ont suivi immédiatement, dans leurs longues et sérieuses études sur la lithiase et les fistules biliaires, ne parlent pas du tout des sténoses pyloriques. En 1861, Miles publie dans le « Lancet » une observation d'accidents suivis de vomissements de calculs ; mais ce n'est qu'à partir de 1885 que les cas plus nombreux sont étudiés et peuvent être réunis pour servir de base à un mémoire ; Moore rapporte une fistule cholédoco-duodénale avec vomissements abondants ; Sokolowski et Bradowski donnent une autopsie démonstrative, ainsi que Garand, W.-H. White, Peacock et Sydney-Couplan. Grunzach, Hochhaus, Schüle, Hayem ont l'occasion d'observer des expulsions de calculs à la suite d'accidents d'obstruction pylorique. En même temps, les chirurgiens interviennent ; en Allemagne, Riedel, von Hacken, Hans Kehr, Mermann, Mikulicz ; en Angleterre, Bond ; en France, Périer, Doyen, Tuffier dont deux observations ont été l'occasion de nos premières recherches. La question de ces sténoses du pylore, étudiée par Galliard, Bouveret et Alex, a été reprise par Maugourd dans une récente thèse de Paris. Nous ajouterons dans ce travail une nouvelle observation de M. Tuffier que nous jugeons fort intéressante, surtout au point de vue du diagnostic et du traitement.

ÉTIOLOGIE

Quand on ouvre, soit pour une opération, soit pour une autopsie, l'abdomen d'un individu qui a présenté le tableau clinique de la sténose du pylore, il est de règle de constater des néo-membranes, des adhérences, des sortes de brides fibreuses qui partent de la vésicule biliaire, du bord antérieur du foie pour gagner la région pylorique ou prépylorique, le coude du côlon. Ces adhérences sont très probablement dues à des péri-gastrites, péri-duodénites, péri-cholécystites ; et le chirurgien est bien souvent obligé de se contenter de ce diagnostic d'adhérences par péritonite localisée ; la cause même de cette péritonite lui échappe, il termine son intervention par une gastro-entérostomie sans avoir pu poser un diagnostic étiologique précis.

Les autopsies, au contraire, nous montrent bien la cause de ces péritonites localisées, et, si nous laissons de côté les tumeurs, les ulcères et les cicatrices de l'estomac et du duodénum ; si nous nous attachons à préciser cette cause lorsque le foie est en jeu, nous voyons, après avoir éliminé les tumeurs malignes, que toutes les sténoses du pylore d'origine hépatique, à part deux cas d'abcès du foie et l'observation peu nette de Duplay au point de vue étiologique, toutes ces sténoses se rattachent à des infections biliaires. Autrement dit, en étudiant les sténoses du pylore d'origine biliaire, nous étudions presque toutes les sténoses extrinsèques. Et, si nous nous demandons quelle est la cause première des accidents, la réponse est des plus simples : En dehors de deux cas, de Riedel et de Bond, où les renseignements nous manquent, c'est la lithiase. Dupré a bien étudié la marche des accidents : calculs, rétention plus ou moins prononcée, infection ascendante, cholécystite. C'est cette cholécystite qui produit la péricholécystite ; de là, adhérences simples ou fistulisation, avec ou sans cicatrices, de là sténose.

Les malades dont nous rapportons les observations appartiennent en majorité au sexe féminin, et l'âge varie peu, c'est en général entre 45 et 65 ans, bien que nous voyions signalés 27, 35 et 36 ans.

Quant au temps nécessaire à l'installation du rétrécissement, il est très difficile à déterminer, à part bien entendu le cas où on a constaté et soigné auparavant une cholécystite suppurée (Tuffier, obs. I). Si quelques malades ont ressenti leurs troubles gastriques quelques semaines ou quelques mois après leurs premières douleurs dans la région hépatique, ou leurs premières crises de coliques, nous pouvons considérer ces phénomènes comme le début de l'infection vésiculaire, cause des accidents que nous étudions. Mais, il en est d'autres chez lesquels la première crise eut lieu vingt ans, dix-neuf ans, quinze ans, six ans avant les vomissements. Il est difficile de voir là le début que nous recherchons ; il l'est encore plus d'admettre qu'une lésion aussi grave ait évolué pendant si longtemps avant de donner lieu à des symptômes inquiétants. L'hématémèse indique bien l'établissement de la fistule gastrique, c'est-à-dire le moment où la perforation de la muqueuse se fait sous l'influence du calcul, mais il y a déjà un certain temps que les adhérences sont établies et que la sténose existe. Ce que nous savons du processus habituel des cicatrices permet de croire à un processus *essentiellement lent.*

Une cause immédiate assez curieuse nous est donnée par Hans Kehr. Quatre-vingts heures après avoir pratiqué une cholécystotomie, il constate chez sa malade tous les signes d'une occlusion du pylore. Il l'opère et trouve des adhérences nouvelles unissant la vésicule au duodénum et coudant celui-ci à angle aigu. C'est là un fait exceptionnel, curieux et instructif, mais qui n'aurait un réel intérêt pour éclaircir la question que si les accidents eussent été plus anciens; mais il montre que si la sténose peut être due à un rétrécissement vrai péri-pylorique, elle peut également avoir lieu par *coudure.*

ANATOMIE PATHOLOGIQUE

Comme on en peut juger par la lecture des observations que nous citons, le siège de la lésion est aussi souvent duodénal que stomacal, lorsqu'on peut toutefois le préciser et on verra que ceci est souvent impos-

sible. Cela tient à la disposition anatomique de ces
deux portions du tube digestif, le duodénum étant
davantage en rapport avec la vésicule biliaire ; mais, au
point de vue pathologique, que la compression se pro-
duise au niveau du pylore ou bien au niveau de la première portion du duodénum, entre l'orifice pylorique
et l'ampoule de Vater, les signes sont les mêmes, et
nous pouvons grouper sous le même chef les lésions de
ces deux régions anatomiques.

Mécanisme. — La compression pylorique s'effectue
par différents modes que nous allons exposer en
allant du simple au composé.

a) *Simple pression par les calculs contenus dans la
vésicule*. — Un seul cas, celui de Pepper, indiquerait
que la vésicule pleine de calculs peut agir ainsi. « Un
homme meurt avec des signes de cancer du pylore.
A l'autopsie, on trouve la vésicule pleine de calculs
pesant seize grammes et semblant saine ainsi que l'estomac. Il est vrai qu'au-dessous quelques anses d'intestin grêle sont épaissies et soudées ». Cette autopsie
est incomplète; une vésicule absolument libre vien-
drait-elle comprimer un estomac tout à fait sain ?
Comme ce cas est le seul en son genre, nous ne devons
admettre ce mécanisme que sous réserves.

b) *Pression par le ou les calculs du cholédoque*. —
M. Tuffier a vu, en consultation avec le professeur
Terrier, une femme atteinte de coliques hépatiques, dont
la mère avait succombé à un accident de ce genre. Le
procès-verbal d'autopsie rédigé par Lesfranc indique

que la malade était morte d'inanition par obstruction pylorique, et on trouve dans le duodénum un calcul du volume d'une petite mandarine qui en effaçait la cavité et était contenu dans le canal cholédoque. Il n'existait aucune autre lésion.

c) *Obstruction du pylore.* — Galliard a longuement discuté dans un intéressant article de la *Presse médicale* la question suivante : un calcul libre dans la lumière intestinale peut-il opposer à l'écoulement du chyme un obstacle suffisant et de longue durée? Avec lui, nous ne le croyons pas. Ces énormes calculs expulsés par la bouche ou dans les selles n'ont pas pénétré dans le tube digestif par les voies naturelles. Il y a eu ulcération, adhérences — et nous retrouvons un mécanisme complexe.

d) *Étranglement par bride,* observé par Riedel dans une cholécystite de cause indéterminée. Une sorte de corde fibreuse formée par l'épiploon bridait le duodénum, dans lequel le courant se rétablit dès la section de cette corde.

e) *Adhérences produisant une coudure,* en attirant l'extrémité de l'estomac et le duodénum. Riedel nous en donne deux beaux exemples. Dans l'un, il y a une adhérence rigide entre la petite courbure et le foie. L'estomac est fixé très haut, à droite, et coudé à angle aigu. Nulle part de rétrécissement, mais déplacement ». Dans l'autre, « le foie est lisse et le pylore et le duodénum sont attirés jusqu'au hile et fixés par un tissu dur avec nodules. Il y a coudure du duodénum ».

f) *Adhérences produisant une stricture;* c'est le cas du

malade de Hochhaus. « La stricture laisse à peine passer le petit doigt. C'est le cas de deux malades de Tuffier ».

g) *Mécanisme complexe. Adhérences et compression.* — Nous arrivons à la série de faits la plus nombreuse et aussi la plus difficile à interpréter. Ici, nous trouvons à la fois des calculs, des adhérences, des fistules et quelquefois une collection purulente. Quel est l'élément actif de la compression? On peut admettre que c'est le ou les calculs de la vésicule biliaire dans les cas de Porral et de Naunyn, le calcul enchatonné sous la muqueuse duodénale et contenu dans une fistule cholécysto-duodénale, enlevé par Poncet. Mais d'autres fois tous ces éléments nous semblent agir de concert. Sokolowski trouve un calcul de la grosseur d'un œuf de pigeon dans le cholédoque ; mais il dit expressément « que la rétraction du tissu fibreux cicatriciel développé autour de la double fistule cholédoco-pylorique avait fermé presque complètement le pylore.

Dans une observation de Bouveret, pendant l'opération on sent une adhérence étendue et serrée du pylore et surtout de la première portion du duodénum avec la vésicule biliaire, laquelle est petite et rétractée, profondément enfouie sous le foie et contenant encore 20 calculs. Il existe aussi une ulcération perforante de la première portion du duodénum à un centimètre du pylore, causée par un calcul en migration de la vésicule dans l'intestin. A l'autopsie du malade de Doyen, on voit une cholécystite suppurée, une fistule cholécystoduodénale, deux calculs dans la loge supérieure et un vaste abcès sous-muqueux du duodénum. M. Périer, ayant incisé la paroi, tombe sur une masse indurée ayant l'aspect de l'épiploon enflammé, en arrière de laquelle se trouve le pylore. A peine a-t-il détaché quelques adhérences, qu'il s'écoule une certaine quantité de liquide infect, et il retire 306 calculs.

Dans l'observation de W. H. White, on voit « le pylore épaissi, durci, fibreux. Dans l'épaisseur même, une fistule conduit à une petite cavité contenant une agglomération calculeuse du volume d'un pois ». Enfin, dans d'autres cas de calcul, ou bien libre dans l'intestin, ou bien contenu dans la paroi, et alors très petit, il faut admettre comme cause des accidents le spasme du pylore, qui jouerait un très grand rôle.

Puisque nous avons souvent parlé de fistules biliaires, disons que dans nos observations *la vésicule* est en cause *onze fois,* le *cholédoque, une* seule ; deux fois, la fistule est cholécysto-pylorique, cinq fois cholécysto-duodénale ; deux fois, la vésicule communique avec l'estomac et le duodénum.

Si le mécanisme est intéressant à étudier, le chirurgien ne peut en tirer aucune conclusion pratique, en général. Il lui importe surtout de savoir ce qu'il trouvera au cours d'une opération. A l'ouverture de l'abdomen, l'estomac, énorme jusqu'à descendre au niveau du ligament de Poupart (obs. de Tuffier), peut venir faire hernie dans la plaie. Qu'il le repousse et qu'il examine. Deux types extrêmes de lésions s'offrent à lui. Ou bien, une *vésicule petite,* rétractée, et des adhérences solides qui fixent et enserrent le pylore. Ou bien une *masse* formée de la réunion du pylore, du duodénum, de la vésicule, des éléments du hile, du pancréas, dans laquelle il pourra parfois discerner ce qui revient à chaque organe et sentir avec plus ou moins de netteté des calculs en une collection, à moins que l'isolement de toutes ces parties ne soit difficile ou impossible. Ces adhérences sont généralement très intimes et une rupture d'organes, toujours grave en pareil cas, peut s'ensuivre. Dans deux observations de Tuffier, il fallut vite renoncer à cette dissociation ; dans le premier cas surtout, la fusion des viscères était intime et la surface péritonéale recouvrait et défendait uniformément le tout.

SYMPTOMES

a) **Période préparatoire.** — Les sténoses d'origine biliaire, comme le dit Alex, ne se produisent pas sans une longue période préparatoire ; c'est même cette période qui seule présente quelque intérêt chez nos malades. Les accidents qui l'ont marquée nous aideront à faire le diagnostic, nous en renvoyons l'étude au chapitre suivant.

La sténose pylorique établie peut ne se traduire par aucun trouble digestif, telle la malade de Riedel, qui se fit opérer pour une tumeur de l'hypocondre droit. Une malade de Duplay, après 18 années de troubles gastriques, mourut subitement.

Le plus souvent cette période d'état est caractérisée par des signes de rétention stomacale.

Le début peut être brusque (obs. de Bonnet) ; le malade, après une série d'étouffements, est subitement pris de vomissements qui ne s'arrêteront plus. Ou bien, mais rarement, les symptômes d'occlusion se montrent après une intervention chirurgicale (cas de Hans Kehr); il suffit d'être prévenu pour ne pas attribuer ces accidents au chloroforme ou à une infection péritonéale.

Tantôt enfin, après plusieurs mois de troubles gastriques vagues, avec des alternatives d'amélioration, la sténose se manifeste par des signes classiques.

b) **Période d'état.** — Le malade se plaint de douleurs plus ou moins vives au creux épigastrique, surtout après les repas ; il se plaint aussi de constipation.

Les vomissements sont abondants, alimentaires, constants ou espacés; le ventre est ballonné.

La dilatation de l'estomac est énorme, il y a du clapotement, de la succussion, sa limite inférieure est très abaissée, on le sent se contracter sous la main, etc.

Nous n'insisterons pas sur ces signes de sténose, décrits partout, mais il y a des *accidents spéciaux* qui méritent qu'on s'y arrête.

Les auteurs de nos observations les regardent comme importants.

Les vomissements qui peuvent manquer (cas de Tuffier) peuvent être habituellement bilieux, comme l'ont observé Doyen (1) et Bouveret. Y a-t-il pour cela

---

(1) Doyen. Chirurgie de l'estomac. Paris, 1895.

fistule cholécysto-gastrique ? Dans les observations que nous citons, l'autopsie a confirmé cette interprétation ; cependant, même en face des vomissements verts, il est difficile d'affirmer l'existence de cette fistule. Hayem, Grunzach et Miles ont vu des vomissements de calculs biliaires à la fin de la maladie ; la malade de Hayem en rendit trente-huit. Galliard attache une grande importance à la suppression brusque de la bile dans les vomissements et considère ce phénomène d'éclipse comme le signe de l'occlusion brusque et complète du pylore. Fiedler, Galliard, Schüle, Tuffier, ont signalé ces hématémèses rouges et abondantes. Bouveret a toujours trouvé de l'acide chlorhydrique libre.

Si l'on songe que l'ectasie gastrique persistante est toujours précédée ou accompagnée de troubles de vitalité de la muqueuse et d'altération dans la composition chimique du suc gastrique, on comprend que la chimie puisse trouver des différences dans ces sténoses extrinsèques, sur un viscère de vitalité et de sécrétion normales.

Dans une observation, Bouveret rapporte que sa malade voyait ses troubles gastriques s'atténuer dans le décubitus horizontal ; pour lui, ce serait un signe de sténose par fixation anormale.

Enfin, comme dernier symptôme particulier, signalons dans l'hypocondre droit la présence d'une tumeur grosse comme un œuf, dure, bosselée, douloureuse à la pression, saillante sous le bord du foie (Naunyn, Riedel, Mermann, Périer). Cette tumeur peut s'accompagner d'empâtement de la région et présenter des variations de volume en rapport avec (Périer) les crises gastriques (Naunyn). Dans notre dernière observation, la palpation profonde au niveau de la cicatrice déjà ancienne, permettait de percevoir une induration diffuse se prolongeant sous le foie dans la région pylorique.

Marche. Durée. Terminaison. — L'état général ne se maintient pas longtemps en bon état car la nutrition souffre de l'ataxie gastrique qui augmente et de la sténose qui devient complète. La maladie abandonnée à elle-même conduit presque toujours à la mort par inanition, douze fois sur seize cas. Dans six observations, la durée des accidents n'est pas fixée (Pepper, Naunyn, Sokolowski, Duplay, Peacock, S. Couplon). Le malade de Bonnet fut emporté après six jours d'occlusion aiguë; chez les autres l'occlusion chronique dura six mois (Porral), un an (Naunyn, Garaud, Maujourd), deux ans (Hochhaus), quatre fois la terminaison fut la guérison. Le malade de Grunzoch souffrait depuis longtemps et guérit dès que les lavages de d'estomac eurent retiré quatre calculs. Dans l'observation de Hayem, les souffrances durèrent deux ans et demi, jusqu'à ce que la malade eut vomi trente-huit calculs. Quant à la malade de Schüle, son état général s'améliora après trois ans de souffrance dont plusieurs jours d'état subcomateux. La malade de Kiles expulsa un gros calcul.

Pronostic. — Le pronostic de cette affection est donc

assez grave pour qu'il soit urgent d'en faire le diagnostic et de lui opposer une thérapeutique convenable.

DIAGNOSTIC

Le diagnostic de rétrécissement du pylore comprend deux points à élucider :

1° Y a-t-il rétrécissement ?

2° Le rétrécissement est-il d'origine biliaire ?

La réponse à la première question est en général facile. S'il y a rétrécissement complet de l'orifice, la réunion de tous les symptômes impose une réponse affirmative. L'hésitation n'est permise qu'en cas de sténose incomplète : qu'on augmente alors la quantité d'aliments et tous les signes réapparaîtront, le clapotage gastrique, l'abaissement considérable de la grande courbure ; et si à tout cela se joint la contraction de l'estomac contre l'obstacle pylorique, il ne saurait y avoir de doute.

Il n'en est pas de même de la deuxième question. Pour répondre à celle-ci, nous pouvons nous trouver dans des circonstances bien différentes : 1° Ou bien, ce sera plus ou moins longtemps après des accidents aigus d'infection biliaire, 2° ou bien, après une période d'acidents vagues de dyspepsie, au milieu desquels les signes de lithiase biliaire pourront être masqués par les phénomènes gastriques.

1° Après des accidents aigus d'infection. C'est ce qui s'est présenté pour le premier malade de Tuffier. Vingt mois auparavant, il avant incisé une collection suppurée supposée d'origine vésiculaire, et, sentant cette induration qui se prolongeait profondément, il l'attribua avec raison à l'infection antécédente ;

2° Après une longue période de troubles gastriques. Ici, il faut encore établir une distinction : il y a ou non tumuer.

S'il y a tumeur, est-ce une cholécystite ? Dans les observations de Mermann, Périer, Riedel, la tumeur siégeait à l'hypocondre droit, sous le bord du foie, au niveau du bord droit du grand droit de l'abdomen. Les malades avaient des antécédents calculeux très nets, on posa le diagnostic de tumeur vésiculaire et les accidents gastriques furent rattachés à leur véritable cause.

Mais, s'il n'existe pas de tumeur appréciable à la palpation, combien le problème est plus difficile à résoudre, faute d'éléments, et la difficulté est d'autant plus grande qu'on peut voir apparaître des phénomènes communs dans d'autres affections et en imposer, pour ainsi dire, le diagnostic : nous voulons parler des hématémèses. Le malade qui fait le sujet d'une observation de Tuffier avait eu, un an avant de consulter le professeur Hayem, d'abondants vomissements de sang rouge, et ces vomissements se reproduisirent deux fois avec les mêmes caractères. En même temps l'amaigrissement devenait considérable. Le professeur Hayem, en présence de l'ectasie gastrique, diagnostiqua un ulcère de la région pylorique avec sténose incomplète. Dans le cas de Schüle, l'hématémèse s'était produite quatre ans auparavant ; on ne pouvait pas ne pas s'arrêter au rétrécissement cicatriciel après ulcère rond. D'autre part, si, en général, l'analyse du contenu de l'estomac démontre l'existence d'acide chlorhydrique libre, Riégel fait bien remarquer que, au cas où la constriction siégerait au-dessous de l'ampoule de Vater, au cas où il existerait une fistule cholécysto-gastrique, la bile arrivant en très grande quantité dans l'estomac fait disparaître l'acide chlorhydrique, si bien qu'on peut et qu'on doit presque diagnostiquer le cancer.

Il faut donc avoir recours aux antécédents. Ils ne mettent pas toujours sur la voie. Pour reconnaître une sténose d'origine biliaire, il faut retrouver la lithiase.

Or, dans presque la moitié de nos observations, la colique hépatique avec ictère fait défaut, et, après Hayem, Bouveret, Mermann, lorsque les seuls antécédents accusés par le malade sont des douleurs à la région gastrique et dans l'hypocondre droit, il faut préciser le siège, les irradiations de ces douleurs, rechercher les phénomènes concomitants, et peut-être pourra-t-on se convaincre que c'étaient là des coliques hépatiques frustes. Mais, à part le cas où l'élimination d'un calcul énorme par l'anus a permis à Bouveret d'affirmer une fistule cholécysto-duodénale, c'est-à-dire adhérences et cicatrices ; à part aussi ceux où le médecin constate la disparition des accidents après l'éva-

cuation de calculs dans les selles (Schüle), dans les vomissements (Hayem), dans les lavages de l'estomac
(Grunnach), le diagnostic n'est plus appuyé, en fait
d'antécédents, que sur les coliques hépatiques qui se sont
produites trois, cinq semaines, sept mois, trois, quatre,
six, dix ans auparavant. Or, savoir qu'un malade est
lithiasique et qu'il présente actuellement une ectasie
gastrique n'est pas suffisant pour affirmer une relation
de cause à effet.

Et, à ce point de vue, la malade dont notre maître
M. Tuffier a bien voulu nous communiquer l'observation est des plus intéressantes. Voici une femme qui
souffre de troubles gastriques que l'on doit rattacher à
une ectasie ; d'autre part, les antécédents lithiasiques
sont des plus nets. M. le professeur Hayem sut établir
ce qui revenait dans cette dilatation à l'estomac, et à
l'estomac seul — et le chirurgien, en présence d'un
diagnostic aussi précis, ne se contenta pas de faire une
cholécystotomie, ce qui aurait dû le tenter puisqu'il
mit la main sur une vésicule pleine de calculs — il fit
de plus une gastro-entérostomie — et le succès obtenu
fut une confirmation de la précision du diagnostic
porté.

A supposer que l'on puisse rattacher le rétrécissement pylorique à une affection vésiculaire, à la lithiase,
même, le médecin ne doit pas oublier que les lésions
épithéliales du pylore peuvent s'accompagner de lésions
cystiques de même ordre et que toute lésion cystique
peut donner lieu à des troubles fonctionnels biliaires,
à de la lithiase secondaire.

Nous voulons cependant mettre en évidence quelques signes assez importants dans l'espèce pour avoir permis aux observateurs que nous citons d'éliminer le cancer.

Bouveret insiste sur la présence de l'acide chlorhydrique libre et la diminution des accidents dans le décubitus dorsal. Doyen, en dehors des coliques hépatiques, note la présence d'une très grande quantité de bile dans les vomissements. Riedel ne croyait pas au cancer à cause de l'absence d'ascite, et l'opération lui montra le bien fondé de son opinion. Dans le cas de Mermann, « la malade est maigre, grêle, affaissée, mais non cachectique ». Ce n'est qu'une nuance, il est vrai ; mais si l'on ne trouve pas une tumeur nettement vésiculaire, mais un cordon induré ; si l'analyse du contenu stomacal ne donne pas d'HCl ; si la malade souffre depuis longtemps, cette nuance a son importance. Quant au signe de Boas, dit Alex, on ne peut compter sur lui, puisque les cancers développés sur une cicatrice d'ulcère ne donnent pas d'acide lactique et que la réaction de l'acide lactique existant est masquée par l'HCl en excès. Hans Kehr eut à faire le diagnostic avec la péritonite. — Il l'élimina à cause de la lenteur du pouls et de l'absence de fièvre. — Mais ceci est un cas particulier ; de même (Alex) on n'a pas à faire le diagnostic avec les gastrites chroniques et la maladie de Reichmann.

Peut-être nous reprochera-t-on, dans ce chapitre de diagnostic, de n'avoir eu en vue que le cancer du pylore. — En effet, nous n'avons pas parlé de toutes les autres affections, et en particulier de l'abcès du foie, bien que nous ayons eu connaissance de deux observations de sténose du pylore due à cette lésion. C'est que, dans les sténoses dues à ces abcès, il y a toujours marche rapide des accidents — et, comme nous étudions les sténoses dues à des infections biliaires d'origine calculaire, nous voudrions que le lecteur se pénétrât d'une seule chose. — Étant donné qu'il existe un obstacle pylorique, cet obstacle peut ne pas être un cancer — et si l'on ne peut affirmer que la sténose est d'origine biliaire, c'est déjà beaucoup d'être convaincu qu'il peut ne pas s'agir là d'une affection cancéreuse. En conscience, on a encore davantage de raisons d'intervenir chirurgicalement.

TRAITEMENT

Non traitées, les sténoses non cancéreuses du pylore sont d'un pronostic presque toujours fatal : il importe donc d'intervenir et d'intervenir rapidement.

Hayem, Grumach et Schülle ont essayé le traitement médical par les lavages de l'estomac. La malade de Hayem est revenue à la santé, après avoir été trois jours dans un état comateux. La malade de Hochhaus est morte. Aussi croyons-nous que si les lavages ne donnent pas rapidement des résultats appréciables, il y a lieu de faire intervenir le chirurgien.

Voici les résultats des opérations pratiquées jusqu'ici :

sur vingt interventions, nous voyons huit morts et douze guérisons, soit 60 pour 100 de succès. Mais, pour apprécier sainement cette statistique, il nous faut rechercher les causes de mort des opérés. La malade de Doyen est morte de péritonite ; Hans Kehr a fait sa deuxième opération quatre jours après la première, chez une malade ictérique depuis longtemps et extrêmement affaiblie ; le malade de Poncet meurt vingt-quatre heures après l'opération et celle de Pollosson dix-neuf heures, avec 41° ; l'un des sujets de Tuffier a été emporté six jours après par une hémorragie et Bond vit sa malade opérée de gastro-entérostomie mourir le huitième jour avec une double pleurésie.

En un mot, tous les insuccès peuvent être rapportés soit à une infection péritonéale, soit à des complications inattendues.

Comment les succès ont-ils été obtenus ? Par des opérations très différentes. Riedel, dans un cas, n'a qu'à sectionner une bride ; dans les autres, il se contente de libérer des adhérences.

Trois fois la cholécystotomie suffit ; deux fois, on dut la faire suivre de la gastro-entérostomie, une autre fois de la pyloroplastie. La gastro-entérostomie seule fut pratiquée quatre fois, une fois la gastrotomie.

En nous appuyant sur ce que nous a montré l'anatomie pathologique, sur l'expérience des différents chirurgiens et la nôtre, nous voudrions tracer une ligne de conduite opératoire. Ici, nous répéterons la conclusion de notre article de la *Revue de chirurgie*.

A part le cas où il existe une cholécystite suppurée

avec phlegmon de la paroi et où il faut inciser latéralement au point culminant, le choix de l'incision n'est
pas douteux ; la laparotomie médiane s'impose et nous
la considérons comme l'incision de choix, même dans
les cas où on trouve une tuméfaction vers la région pylorique ou le duodénum ; elle nous donnera un champ
d'exploration plus large et permettra seule de bien faire
la gastro-entérostomie. Sur une incision d'environ 12
centimètres, le péritoine est ouvert ; l'estomac dilaté
vient faire hernie dans la plaie. On le repousse et on le
relève et on explore la région pylorique et duodénale
et la région biliaire. C'est alors qu'il faut se rendre
rapidement compte des lésions pour choisir immédiatement l'opération qui convient au cas donné.

Plusieurs circonstances peuvent se présenter. Sent-
on une bride qui étrangle le duodénum ? On sectionne
entre deux ligatures et on referme immédiatement. En
général, on tombe sur une masse indurée constituée
par le pylore et le duodénum attirés en haut et fixés à
la face inférieure du foie et confondus avec la vésicule.
On peut et on doit alors chercher à libérer les adhérences ; mais elles sont, dans nos observations, toujours
très solides. Elles forment une masse scléreuse souvent
très curieuse ; aussi les tentatives de libération de ces
adhérences doivent-elles être faites avec le plus grand
soin et la plus extrême prudence. Si l'on a quelques
difficultés, si on voit qu'on ne peut libérer l'intestin sans
risquer de le déchirer, qu'on n'insiste pas. Qu'on cherche
son anse jéjunale et qu'on pratique la gastro-entérostomie postérieure.

Au contraire, sous le foie, on trouve une masse assez volumineuse mais inflammatoire subaiguë ou de date récente. On cherche à détacher les adhérences ; au milieu de cette gangue, on reconnaîtra une vésicule énorme qui semble contenir des calculs. Si on peut la libérer, l'amener dans la plaie, on fait une cholécystotomie. Si on ne peut attirer la vésicule à soi, après avoir pris les précautions d'usage pour protéger sa grande cavité péritonéale, on l'incise, et après l'avoir vidée, si la pression entre les doigts du pylore, du duodénum, de toute la masse, ne fait point sentir de calculs ou de collections ; si on juge le contenu de la vésicule suffisant pour avoir comprimé l'origine de l'intestin, si les adhérences laissées en place, quoique difficiles à libérer, ne semblent pas devoir être cause d'une nouvelle occlusion, on termine l'opération, suivant la nature du liquide issu de la vésicule au moment de l'incision, soit par la fermeture de cette vésicule (cholécystotomie idéale), soit par le drainage.

Voilà pour les cas que nous dirons simples ; mais souvent les lésions sont beaucoup plus complexes.

La vésicule incisée et vidée de son contenu, on peut sentir le pylore encore fixé profondément et coudé par de solides adhérences : il faut alors pratiquer la gastro-entérostomie après cholécystotomie. Le fond de la vésicule est ulcéré ; on voit des fistules se diriger vers l'estomac ou le duodénum ; on sent un calcul plus ou moins gros dans la paroi du tube digestif. Évidemment, l'opération idéale serait la section des adhérences, la suture de la vésicule après excision de la partie ulcérée, la pyloroplastie ou la suture du duodénum après ablation du calcul. Mais, si le début de l'opération a été laborieux ; si le malade est dans un état général inquiétant, déjà très émacié et affaibli par de longues souffrances, nous croyons que la gastro-entérostomie combinée avec le drainage de la vésicule est indiquée de préférence à toute autre opération.

Ainsi, la laparotomie permet de pratiquer, soit la gastro-entérostomie, soit la cholécystotomie, soit les deux opérations associées. Nous voudrions que cette étude eût une autre conclusion. Puisque il existe des rétrécissements du pylore en dehors du cancer, puisque nous sommes suffisamment armés contre eux, que les médecins hésitent moins, lorsque leur diagnostic sera sténose pylorique, à faire pratiquer la laparotomie. Si c'est un cancer, la gastro-entérostomie ne pourra qu'apporter un soulagement à leurs malades, et peut-être, alors que rien ne pouvait le leur faire soupçonner, peut-être auront-ils la chance de se trouver de temps en temps en face d'une sténose biliaire. S'ils n'ont pas trop attendu, ils auront sauvé leur malade.

OBSERVATIONS

Observation I.

Obstruction pylorique. — Autopsie.

(W. Hale White. *Path. Soc. Lancet*, 24 octobre 1885).

Le malade avait succombé avec des symptômes d'obstruction pylorique. A l'autopsie on trouva la vésicule remplie de calculs. L'orifice pylorique était considérablement rétréci, par suite de l'épaisissement des parois. Les canaux biliaires étaient normaux ; sur la paroi interne de l'estomac, au niveau de sa jonction avec le duodenum, on voyait l'orifice d'un petit sac du volume d'un pois, contenant quelques calculs très petits. Le sac était logé dans l'épaisseur même des parois pyloriques. L'extrémité antérieure de la vésicule adhérait au pylore au niveau du sac. Il est à croire qu'un certain nombre de calculs avaient perforé la vésicule et s'étaient logés dans l'épaisseur du pylore, que le canal de communication entre la vésicule s'était oblitéré et qu'une nouvelle voie de communication s'était établie entre le sac et l'estomac, que la présence enfin des calculs dans le pylore avait été la cause de l'épaississement de ses parois.

Observation II (résumée).

Autopsie.

(Sokolowski. *Soc. méd. de Varsovie*, janvier 1890).

Estomac présenté par M. le professeur Bradowski ; dilatation énorme déterminée par un rétrécissement du pylore.

A l'endroit où l'estomac passe dans le duodénum, il y avait deux ouvertures, de la grosseur d'un pois, qui conduisaient dans les voies biliaires, lesquelles contenaient un calcul gros comme un œuf de pigeon.

Il y avait de plus une ceinture transversale de tissu conjonctif solide qui déterminait par sa rétraction le rétrécissement du pylore et la dilatation d'estomac.

OBSERVATION III.

Signes de sténose. — Autopsie.

(NAUNYN. *Klinitz der Cholelithiasis.* Leipsig. 1892.)

Homme, âgé de 57 ans, n'a jamais été malade.

Il y a 21 mois, apparition d'une tumeur de l'hypocondre droit qui devint rapidement grosse comme un œuf de pigeon, puis disparut au bout de 7 mois, de même que les vomissements qui l'accompagnaient.

Depuis un an les vomissements ont reparu, douleur dans l'hypocondre droit,

Cachexie, dilatation extrême de l'estomac.

Au commencement de décembre on sent une tumeur nette du pylore. Le 12 coma, dyspnée et mort le 16 décembre.

Autopsie. — L'estomac proémine avec son fond jusqu'à un travers de main au-dessous de la paroi thoracique. Le foie déborde cette paroi de 2 à 3 travers de doigt ; du niveau de la vésicule biliaire, fait saillie une tumeur grosse comme un œuf d'oie, d'une consistance de pierre, qui est soudée d'une part à la région pylorique, d'autre part avec l'angle droit du côlon. L'estomac ayant été incisé le long de la grande courbure, on constate, en essayant de passer le doigt à travers l'ouverture pylorique, une tumeur faisant saillie dans la concavité de l'estomac en haut, et diminuant considérablement la perméabilité de la valvule pylorique. L'estomac avec le fond et la portion adjacente du gros intestin est enlevé, et après avoir ouvert complètement l'estomac et le duodénum, on constate immédiatement, au-dessous de la valvule pylorique, un orifice de 1/2 pfennig à peu près dans la paroi duodénale à travers laquelle la sonde rencontre une résistance dure ; c'est, ainsi que le montre un examen attentif, un calcul ·de cholestérine, gros comme un œuf d'oie, situé dans la vésicule biliaire qu'il remplit complètement. La vésicule dilatée, épaissie est complètement ulcérée sur sa face interne. En outre de la communication avec l'estomac, il y a une autre fistule de la vésicule à l'angle droit du côlon. En outre il y a encore quelques autres pertes de substance par ulcération de la vésicule biliaire, dont l'embouchure est dirigée également tantôt dans le duodénum, tantôt dans l'angle droit du côlon.

OBSERVATION IV.

Sténose du pylore. — Autopsie.

(GARAND. *Loire médicale*, 1888, p. 29.)

Il s'agit d'une femme de 55 ans qui entra à l'Hôtel-Dieu le 20 juin 1887. On l'amène dans un état de faiblesse assez accusée et il est difficile d'obtenir tous les renseignements désirables. Les antécédents héréditaires sont nuls, la malade a souvenir de troubles dans l'état de sa santé depuis un an seulement. A cette époque elle commença à ressentir de vagues douleurs dans le ventre et particulièrement dans le côté droit, sans localisation précise ; elle ne paraît pas avoir eu de coliques hépatiques. Les troubles digestifs ont débuté il y a trois mois ; ce furent d'abord de la diminution de l'appétit et un dégoût prononcé pour les aliments gras ; la malade avait de fréquentes éructations gazeuzes ; les repas furent suivis quelque temps de pesanteur, enfin un mois avant l'entrée à l'hôpital, brusquement la malade fut prise de vomissements extrêmement abondants, et tous les aliments ingérés, solides ou liquides, furent rejetés ; le médecin qui la vit crut d'abord qu'il s'agissait d'une indigestion, mais il dut bientôt songer à une affection grave devant la persistance des vomissements ; d'après ce que nous dit la malade, il dut diagnostiquer un cancer. A partir du début des vomissements, la malade se mit à maigrir rapidement et c'est dans un état d'émaciation très avancée qu'on l'amène à l'hôpital.

MARCHAIS.   3

Cette femme a l'aspect classique d'une cholérique..... elle est plongée dans une sorte de somnolence dont on la tire en lui parlant, mais dans laquelle elle retombe aussitôt après. Elle se plaint d'une soif extrêmement pénible ; la langue est froide, la salive est rare et épaisse. Depuis quinze jours, elle ne prend plus que des liquides et elle vomit régulièrement les ingesta au bout d'un temps plus ou moins long ; elle ne peut pas voir la viande sans avoir des nausées ; quant aux autres aliments, elle prétend ne pas pouvoir les avaler ; elles les vomit d'ailleurs comme tout le reste. Le vomissement se produit en général longtemps après l'ingestion ; c'est ainsi que les heures de vomissements, à l'hôpital où on distribue les aliments à 9 heures et demie et à 5 heures, sont 3 heures de l'après-midi et 11 heures ou minuit ; ils s'accompagnent de crises extrêmement douloureuses pendant lesquelles la malade croit sa dernière heure venue. Le liquide vomi n'a jamais contenu de sang ; il est composé de liquides ingérés et de mucus très abondant ; nous n'avons pu voir si les aliments solides subissaient un commencement de digestion ; la malade n'a voulu en prendre aucun. La constipation est opiniâtre ; durant les 15 jours pendant lesquels nous l'avons gardée, elle n'est pas allée une fois à la selle sans lavement ; les matières fécales obtenues par ce procédé ont été assez abondantes ; plus tard, le lavement sortait un peu teinté sans amener de matière.

L'abdomen présente un aspect tout particulier, aplati au niveau de la ceinture, il est au contraire très dilaté dans les 2/3 inférieurs ; dans la région cæcale, la dilatation est plus prononcée que dans la région correspondante gauche. Si l'on palpe l'abdomen, on constate qu'il offre très peu de tension, sauf cependant au moment des vomissements. La percussion ne fournit aucun renseignement précis, elle fait entendre au niveau du cæcum une sonorité assez marquée ; nous n'avons jamais trouvé de tympanisme au niveau de l'estomac. Il suffit de déplacer un peu la malade latéralement pour produire un clapotement intense, quand on opère avant le vomissement ; ce clapotement a son siège au-dessus et à gauche de l'ombilic, mais il se produit sur une surface beaucoup plus étendue quand on secoue fortement la malade. En cherchant à se rendre compte de l'état du foie et de la rate, on trouve au dessous des fausses côtes droites une vésicule biliaire de la grosseur d'une mandarine ; elle est excessivement dure au toucher et ne subit aucun déplacement : si l'on appuie sur sa surface, la malade déclare ressentir une vive douleur. Le foie a son volume normal. Le poumon et le cœur sont sains. Urines rares, sans albumine.

La malade n'a pas tardé à succomber avec tous les signes d'une obstruction siégeant sur l'intestin en un point voisin de l'estomac. Quelques heures avant la mort, le thermomètre marquait 35° dans le rectum.

Autopsie. — A l'ouverture de l'abdomen, le premier organe qui frappe la vue c'est l'estomac énormément dilaté qui occupe presque toute la moitié supérieure de la cavité abdominale ; son bord inférieur passe au-dessous de l'ombilic et se termine à droite au niveau de la vésicule biliaire ; à gauche, il s'enfonce sous l'hypocondre et disparaît ; le bord supérieur traverse obliquement le creux épigastrique, à 5 centimètres de l'appendice xiphoïde. En essayant de dégager l'estomac, on s'aperçoit que le pylore est solidement adhérent à la vésicule biliaire ; on examine alors la situation des anses intestinales ; le côlon a suivi la descente du bord inférieur de l'estomac... La vésicule biliaire fait une saillie de 4 centimètres au-dessous du bord inférieur du foie et présente une coloration blanchâtre ; elle a, à peu près, la grosseur d'une mandarine ; en cherchant à l'isoler, on constate qu'elle adhère en arrière à la portion pylorique de l'estomac, en avant et en bas au gros intestin.

L'estomac est fendu par sa grande courbure, il s'écoule une grande quantité de liquide renfermant cinq ou six noyaux de cerises ; la paroi de l'estomac est amincie, la couche musculaire est pâle ; la muqueuse est gris sale et ne présente en aucun point d'érosion hémorragique. L'incision est poussée jusqu'au pylore exclusivement ; en écartant les parois et en cherchant à apercevoir l'orifice pylorique, on constate qu'il est hermétiquement bouché par un noyau de cerise, ce noyau enlevé on trouve un canal dont les parois sont formées en cul-de-poule, le canal a le calibre d'une plume d'oie. Extérieurement, le pylore est enveloppé par une gangue fibreuse qui l'enserre de haut

en bas et d'arrière en avant. On sépare la vésicule biliaire du foie
auquel elle adhère entièrement ; le canal cystique est oblitéré et n'a
pas dû laisser passer de bile depuis longtemps ; on sectionne la vésicule et on la trouve pleine d'une dizaine de calculs taillés à facettes,
jaunes ou noirs ; les plus gros sont comme des noisettes, les petits
comme des pois.

La paroi vésiculaire est considérablement épaissie ; en arrière et
en bas elle fait corps avec le pylore. Une coupe montre un tissu
fibreux, souple, sans aucune apparence cancéreuse ; l'anneau pylorique
est seul enserré et atrésié sur une longueur de deux centimètres ; si
l'on sectionne longitudinalement le pylore, on constate que sa muqueuse est saine ; si on la dissèque, on voit que les couches sous-
jacentes sont saines également ; il s'est produit un véritable étranglement inflammatoire..... A une courte distance du coude droit du
côlon, adhérence avec la vésicule ; les tuniques sont notablement
anémiées et une fistule était en voie de se produire..... Quelques
ganglions mésentériques n'ayant pas du tout l'aspect cancéreux.

OBSERVATION V.

Autopsie.

(SIDNEY-COUPLAN in Georges HARLEY. Traité des maladies du foie,
trad. par Paul RODET. Paris, 1890, p. 342.)

En faisant une autopsie, S. Couplon a trouvé un nombre considérable de calculs qui étaient sortis de la vésicule par une ulcération et s'étaient enkystés dans les adhérences péritonéales près du
pylore.

OBSERVATION VI.

Autopsie.

(PEACOCK. *Ibid.*)

Une femme de 27 ans mourut avec du tympanisme et des phénomènes d'obstruction intestinale. A l'autopsie, on trouva la vésicule biliaire adhérente à la courbure duodénale et au fond de

celle-là existait une ouverture qui admettait le bout du doigt et permettait la communication entre les deux organes. On trouva dans l'intestin un calcul qui était trop volumineux pour cheminer le long du duodénum.

OBSERVATION VII (résumée).

Dilatation d'estomac. — Autopsie.

(HOCHHAUS. *Berliner med. Woch*, 1892.)

Hysel, Emilie, 67 ans, souffre depuis deux ans de l'estomac : tension épigastrique et vomissements survenant plusieurs heures après le repas, deux ou trois fois par semaine ; ont augmenté ces derniers temps.

1er décembre 1880. — Malade pâle et amaigrie, se plaint de vomissements.

Bruit de succession manifeste au creux épigastrique. Anorexie, constipation. Traces d'albumine.

Les autres organes sont normaux.

2 décembre. — Évacuation à la sonde œsophagienne de 500 centimètres cubes de liquide ne contenant pas d'HCl libre, mais de sécrétion acide et d'odeur butyrique et acétique.

Dans la région de la vésicule petite résistance. Les jours suivants les vomissements augmentent, affaiblissement progressif, diarrhée,

Le 24 décembre. — Collapsus et mort.

Autopsie. — Constriction du duodénum après ouverture de la vésicule dans son intérieur. Calculs biliaires, dilatation d'estomac, élargissement des voies biliaires. — Muqueuse d'estomac présente des érosions. — La partie initiale du duodénum immédiatement après le pylore est resserrée et fait presque corps avec la vésicule biliaire, grâce à une gangue conjonctive. La stricture ne laisse pas passer le petit doigt. La vésicule biliaire est rétractée sur un calcul, elle est en partie ulcérée, de même que les enveloppes extérieures, séreuse et muqueuse du duodénum.

Foie astrophié. Voies biliaires intra et rétrohépatiques dilatées.

En somme la dilatation d'estomac résultait de la sténose et de la soudure de la portion initiale du duodénum par des adhérences conjonctives qui s'étendaient au loin à la vésicule biliaire. La cause de la maladie était la formation de calculs biliaires qui avaient déterminé secondairement l'inflammation.

OBSERVATION VIII.

Sténose. — Vomissements de calculs. — Guérison.

(E. J. MILES. *Lancet*, 1861, p. 57.)

Ed., âgée de 56 ans, domestique jusqu'à 35 ans, se maria, eut deux enfants faibles de constitution. Jusqu'à sa maladie actuelle, elle a eu une santé satisfaisante : de temps en temps elle souffrait de terribles migraines accompagnées de vomissements bilieux. Il y a environ quatre ans, les règles devinrent irrégulières, se montrant à intervalle de 3 ou 4 mois : chaque période était marquée par des migraines et des vomissements bilieux.

Elle souffrait également du côté du foie. Il y a deux ans elle fut prise de violentes crampes d'estomac, la douleur irradiait dans tout le côté droit. Alors son foie augmenta de volume ; la peau devint cachectique, la constipation fut opiniâtre, l'état général s'affaiblit considérablement. Elle eut de fréquents vomissements précédés généralement par une douleur extrêmement vive au creux épigastrique. Les matières vomies atteignaient 3 ou 4 pintes par jour et se composaient d'un liquide brunâtre, à réaction acide, surmonté d'écume et contenant des débris d'aliments à moitié digérés...

La malade s'absenta pendant trois mois, à son retour on constata que son foie avait diminué de volume ; les douleurs au creux épigastrique étaient moins violentes, mais les vomissements avaient la même fréquence et présentaient les mêmes caractères physiques.

Huit jours plus tard elle eut une crise terrible : après bien des efforts, elle rendit en vomissant une grosse concrétion biliaire, ayant la forme d'une sphère aplatie, dont les diamètres mesuraient de 1/2 à 2 centimètres. Elle fut ensuite un peu soulagée ; mais ne put se lever pendant une dizaine de jours ; après quoi elle fut reprise d'un accès semblable au précédent, et qui se termina de la même façon, par le rejet d'un calcul biliaire.

La santé se rétablit rapidement ; les vomissements disparurent complètement et elle put reprendre ses occupations.

Observation IX.

Sténose du pylore. — Calculs retirés par lavages de l'estomac. — Guérison.

(Grunzach, de Varsovie. *Wiener Med. Presse*, 1891.)

Mme S... souffrait depuis longtemps de troubles gastriques. On constata, à la consultation du Dr Reichmann, une dilatation considérable de l'estomac. Sa limite inférieure, à jeun, descendait à 5 ou 6 centimètres au-dessous de l'ombilic ; il contenait des débris alimentaires et l'on voyait des mouvements péristaltiques. On constatait de l'hyperchlorhydrie et de l'hyperpepsie ; on ne sentait pas de tumeur. Nous avions affaire ici à une dilatation d'estomac causée par un rétrécissement du pylore. Mais la nature de ce rétrécissement demeurait inconnue. On émit l'hypothèse d'un carcinome. Il paraissait bien établi que la malade avait eu il y a plusieurs années des coliques hépatiques qui se sont reproduites à de rares intervalles. Ces anamnessiques ne suffisaient pas à établir le diagnostic étiologique, vu qu'on ne pouvait le rattacher à aucune base solide. Cependant, on sait combien il est fréquent de voir coexister, avec les maladies de l'estomac, des affections du foie ou des voies biliaires, sans que l'on puisse établir entre elles une relation de cause à effet.....

Au premier lavage d'estomac, on trouva quatre calculs, ce qui donna la clef de ce rétrécissement pylorique. Les calculs retirés de l'estomac sont de la grosseur d'un pois. Leur surface est jaune. (Suit l'analyse chimique des calculs)..

Observation X (résumée).

Sténose. — Évacuation de calculs. — Guérison.

(Hayem. *Soc. méd. des Hôpitaux*, 18 octobre 1895.)

Il s'agit d'une femme de 36 ans ; elle était d'une famille de gens bien portants. Toutefois sa mère avait souffert d'une maladie d'estomac et son unique sœur avait eu des crises de coliques hépatiques.

Elle-même fut prise brusquement de crises très douloureuses, présentant tous les caractères de la colique hépatique : vomissements, urines foncées, pas d'ictère ni de fièvre. Elle eut deux autres petits accès en quatre mois.

Le 14 juillet 1893, elle est prise de vomissements abondants, renfermant des parcelles alimentaires à demi digérées. Depuis cette époque, elle se mit à rendre, tous les soirs, une pleine cuvette de matières liquides contenant des débris d'aliments. Le liquide rendu était foncé, verdâtre. La malade évitait de manger, car même lorsqu'elle n'avait ingéré que peu d'aliments, l'estomac se débarrassait de son contenu. Il s'établit une constipation opiniâtre. L'amaigrissement de la malade fit de rapides progrès. Elle ne ressentit aucun soulagement d'une saison passée à Vichy : les vomissements ne cessent pas ; elle s'affaiblit de plus en plus. A ce moment on constate que l'estomac est dilaté.

Le 24 décembre ; état de la malade : amaigrissement très prononcé, affaissement général ; pas de teinte cachectique, pas de dégoût des aliments, la sensation de la faim est assez développée. Gêne continue au creux épigastrique.

Douleurs assez vagues. Dilatation énorme de l'estomac et vomissements incoercibles. La palpation ne révèle rien. On porte le diagnostic de sténose du pylore d'origine extrinsèque.

On fait des lavages d'estomac à la suite desquels la malade évacue de nombreux calculs. Grande amélioration.

OBSERVATION XI (résumée, in extenso dans thèse Alex.).

Dilatation d'estomac. — Collapsus. — Guérison.

(SCHULE. *Berliner klin. Woch,* 1892.)

Hartmann, 35 ans, a été bien portante jusqu'en 1890. A ce moment a rendu un quart de litre de sang sans troubles gastriques.

Depuis trois ans elle se plaint de douleurs dans l'hypocondre droit. Pas d'ictère.

Etat actuel, 24 mai 1894 : dilatation de l'estomac ; à la sonde on ramène des débris alimentaires non digérés contenant HCl libre. Les autres organes sont normaux.

8, et le 9 juin, vomissements violents dans l'après-midi, alimentaires et bilieux, suivis le 9 d'un collapsus profond qui disparaît le lendemain, les vomissements persistent, le 12 juin coma ; l'état s'améliore cependant dès le lendemain, l'appétit revient et la malade sort très améliorée le 28 juin.

OBSERVATION XII.

Sténose pylorique par calculs biliaires. — Soins médicaux.
— Laparotomie exploratrice. — Mort.

(In A. MANGOURD. Obstruction du pylore par calculs biliaires. *Thèse,*
Paris, 7 juillet 1897.)

La femme Marie D..., âgée de 58 ans, ménagère, entre dans le service de M. le professeur Monprofit, à l'Hôtel-Dieu d'Angers, le 2 décembre 1895 ; envoyée par MM. les docteurs Sagot et Thibault.

Dans les antécédents héréditaires de la malade, rien de particulier à signaler : le père était rhumatisant, la mère est morte très âgée.

Antécédents personnels. — Fièvre typhoïde à l'âge de 8 ans ; convalescence longue de 3 à 4 mois. Premières règles à 15 ans. Ménopause à 45 ans. Mariage à 29 ans ; 4 enfants. Santé en général parfaite.

Dans la 45ᵉ année, la malade est prise subitement de douleurs extrêmement vives au creux épigastrique et dans l'hypocondre droit, avec irradiations dans la région de l'épaule droite. Ces crises se renouvellent presque tous les jours pendant environ 3 ans. Les vomissements sont rares, ils n'ont lieu que lorsque la douleur présente une acuité extraordinaire. Ils sont alimentaires et glaireux, rarement bilieux, et ne contiennent jamais de sang. La malade affirme n'avoir pas présenté à cette époque la moindre trace d'ictère : elle ne peut rendre compte exactement du traitement ni du régime qui lui furent alors ordonnés.

Les crises deviennent de plus en plus éloignées et disparaissent complètement pendant quelques années. Mais l'état gnéral se ressent de cette première atteinte : la malade qui, selon son expression, était auparavant presque obèse, amaigrit beaucoup ; les digestions sont pénibles, la fatigue survient après le moindre effort.

Vers le milieu de l'année 1888, les douleurs violentes reparaissent dans l'hypochondre droit, et durent trois mois et demi à quatre mois. Pendant tout ce temps, l'ictère est très manifeste ; les selles sont décolorées. La teinte ictérique persiste environ un mois après la cessation des phénomènes douloureux. Absence de vomissements.

En janvier 1895, la malade est prise d'une diarrhée intense, abondante, persistant pendant plus d'un mois malgré une médication énergique. C'est à la suite de cette diarrhée que les vomissements apparaissent ; ils ont lieu après chaque repas, survenant quelques instants ou quelques heures après l'ingestion des aliments. Ils sont accompagnés d'une douleur vive, localisée au creux épigastrique et n'irradiant plus dans tout le côté droit, comme cela avait lieu lors des premières crises. La malade n'a de répulsion marquée pour aucun aliment d'une façon particulière ; la sensation de la faim est même vive ; la viande, les graisses, le lait, les légumes, tout lui ferait plaisir, mais rien n'est supporté par son estomac. Il ne se passe pas de jour qu'elle ne rejette la plus grande partie des aliments ingérés. Aussi maigrit-elle très rapidement ; les forces l'abandonnent complètement, elle ne peut se livrer à aucune occupation, pas même vaquer aux soins de son ménage.

C'est dans cet état qu'elle arrive à l'hôpital. Elle est essoufflée :
le moindre effort d'inspiration ou de toux réveille sa douleur épigastrique ; le plus petit mouvement lui est pénible. La peau présente une teinte jaune paille ; elle est flasque, sèche, ridée ; elle se
colle aux os. Les yeux sont rentrés dans les orbites : les conjonctives
ont leur coloration normale. Les masses musculaires des membres
sont complètement atrophiées. La constipation est opiniâtre, les
selles, presque nulles, ont leur coloration normale. Le pouls est petit
et fréquent. Le foie n'est pas douloureux à la palpation ; il déborde à peine les fausses côtes. Il n'existe nulle part d'adénopathie
appréciable.

Le palper de l'abdomen ne réveille de douleur qu'au creux épigastrique. Là, on a la sensation nette d'une tumeur dure, à surface
lisse, dont on suit facilement le bord gauche, lequel arrive à peu
près à 2 centimètres à gauche de la ligne médiane. Du côté droit on
ne peut pas délimiter la tuméfaction. L'exploration est très douloureuse et arrache des plaintes à la malade.

En présence de ces divers symptômes, on pense à un cancer de
la région pylorique, ou à un rétrécissement de cause indéterminée.
Sur les instances de la malade, et, malgré la cachexie profonde à laquelle elle est arrivée, on se décide à pratiquer la laparotomie exploratrice. La veille de l'opération et le matin même, on fait le lavage
de l'estomac. Le liquide qui revient est d'un gris sale ; il contient des
débris alimentaires de toute sorte et on y voit des pépins de raisin,
bien que depuis longtemps la malade n'eût ingéré de ces fruits.

Laparotomie. — Le 6 décembre 1895, la laparotomie est pratiquée sous le chloroforme, après les précautions d'usage. Une incision
d'environ dix centimètres est faite sur la ligne médiane à partir de
l'appendice xiphoïde. A l'ouverture du péritoine l'estomac apparaît
aussitôt ; il est énormément dilaté, on ne peut en atteindre le bord
inférieur. Le doigt va un peu à droite à la recherche du pylore, mais
il est impossible d'amener ce dernier au dehors, car il adhère solidement à la face inférieure du foie. La vésicule biliaire est introu-
vable, elle est engloutie avec le pylore et l'extrémité du duodénum

dans un tissu induré, formant une masse considérable qui justifie bien la sensation de tumeur ci-dessus décrite.

Il semble impossible de pouvoir libérer le pylore au milieu de ces adhérences et l'intervention est abandonnée. La paroi abdominale est suturée et la plaie pansée aseptiquement.

La malade continue à faiblir après l'opération, ne pouvant conserver aucun aliment ; elle s'éteint, sans élévation de la température, au bout de 48 heures.

Nécropsie. — L'abdomen est ouvert. L'estomac apparaît, énormément dilaté. Il occupe presque seul la totalité de la partie gauche de la cavité abdominale, les anses de l'intestin grêle sont repoussées vers la droite. La grande courbure descend à quelques centimètres au-dessus de la symphyse pubienne ; sa cavité peut contenir environ 4 litres de liquide. La face antérieure de la grosse tubérosité est adhérente, mais très légèrement, à la face inférieure du lobe gauche du foie. Le bord supérieur de la petite courbure, au voisinage du pylore, le pylore lui-même et la première partie du duodénum sont absolument soudés à la face inférieure du foie et à la vésicule biliaire. Ces adhérences sont épaisses, fibreuses, extrêmement résistantes ; il est très difficile de disséquer les différents organes pour se rendre compte de leurs rapports. Après un examen attentif, nous arrivons cependant à reconnaître que le fond de la vésicule biliaire est adhérent à la partie supérieure du pylore et à l'extrémité droite de la petite courbure de l'estomac.

Les parois de cette vésicule sont très épaissies. Dans sa cavité, dans la partie qui représente le fond adhérent à la région pylorique, nous trouvons un calcul biliaire, de forme prismatique, à surface lisse et derrière ce calcul qui en obstruait l'orifice, un conduit fistuleux, se dirigeant à gauche vers la cavité de l'estomac. Une sonde cannelée, introduite dans ce trajet, long d'environ 2 centimètres, arrive jusqu'à la cavité stomacale, dont elle n'est séparée que par une fine pellicule excessivement mince. Du côté de la cavité de l'estomac, on voit à ce niveau une cicatrice déprimée, triangulaire, au fond de laquelle aboutit le trajet fistuleux en question. Il existe un deuxième conduit fistuleux, partant du fond de la vésicule, se diri-

geant directement de haut en bas, dans l'épaisseur de la paroi postérieure de l'anneau pylorique, et venant aboutir dans la cavité du
pylore.

Lorsque nous prenons entre les doigts le pylore à peu près libéré
de ses adhérences, nous percevons à travers ses parois, une induration très limitée, dure et arrondie, sur la nature de laquelle nous
sommes assez embarrassé pour nous prononcer. Nous introduisons,
par le cardia, dans l'estomac, une certaine quantité d'eau et nous
constatons que le liquide ne s'écoule par le pylore que goutte à
goutte. Même en exerçant des pressions assez fortes sur la poche stomacale nous n'arrivons pas à produire un écoulement beaucoup plus
rapide. Il y a donc un obstacle évident et très prononcé à l'écoulement des liquides de l'estomac vers le duodénum.

Nous ouvrons l'estomac sur sa face antérieure et nous le trouvons rempli de débris de toute sorte : petits os, fragments de carti-
lage, noyaux de cerises, pépins de raisin, etc., et un noyau de prune
long de trois centimètres et demi ! Nous nous disposons alors à fendre
le pylore afin de nous rendre compte de la nature et du siège de
l'obstruction. A notre grand étonnement, nous sentons l'extrémité
des ciseaux butter contre un corps dur, donnant la sensation du
contact d'un os dénudé ou d'une pierre rugueuse. Nous arrivons avec
quelque difficulté à glisser l'une des branches des ciseaux entre
l'obstacle et la partie pylorique et nous fendons longitudinalement
le pylore. Nous trouvons alors, enchâssé en quelque sorte dans l'anneau pylorique, un corps sphérique de plus d'un centimètre de diamètre, de couleur brune avec reflets verdâtres, à surface dépolie et
d'aspect uniforme. Nous reconnaissons un calcul biliaire fixé là
dans une logette circulaire, sorte de rainure creusée dans la paroi
pylorique même et rendue plus profonde par un bourrelet de la
muqueuse qui s'élevait d'une part entre le calcul et l'estomac.
Le calcul présente une certaine mobilité dans sa logette. A la partie
supérieure et antérieure de l'orifice pylorique, la rainure est à
peine marquée et la paroi semble seulement appliquée à la surface
du corps étranger sans l'enchâsser aussi étroitement qu'en arrière
et en bas. Les liquides ne peuvent donc passer de l'estomac vers le

duodénum qu'autour du calcul et surtout en avant. La gêne dans la circulation des matières alimentaires de l'estomac vers l'intestin grêle nous paraît bien manifestement tenir à la présence du calcul retenu en place par le boursouflement de la muqueuse en amont et en aval.

OBSERVATION XIII (résumée, trad. in extenso dans Alex.).

Deux opérations successives. — Mort.

(RIEDEL. *Erfarungen uber die Gallenstein krankheit*, Berlin, 1892.)

Mme S..., de Stolberg, 27 ans. — 17 septembre 1891. — Mariée depuis six ans. Un accouchement il y a cinq ans, depuis, elle souffre de douleurs abdominales et pelviennes.

Il y a trois ans, premier accès de coliques hépatiques avec ictère. Depuis lors elle n'a rien eu jusqu'au mois de juillet 1891 où elle eut un nouvel accès de trois semaines. Après une fièvre prolongée, et un ictère intense, elle évacua par les selles avec d'atroces douleurs, treize calculs. Ils étaient de forme tétraèdre, jaunâtres, un peu plus gros qu'un petit pois. A peine la malade était-elle remise, qu'elle eut un nouvel accès avec ictère et évacuation de calculs. Comme elle conservait une douleur obtuse de la région de la vésicule, elle craignit d'avoir un nouvel accès : c'est pourquoi elle vint ici se faire opérer.

L'examen de cette femme bien nourrie quoique un peu pâle, donna des résultats négatifs. Le foie n'était pas augmenté de volume, son bord inférieur n'était pas accessible; de même on ne trouvait pas de tumeur au niveau de la vésicule. La pression en ce point était à peine douloureuse. Néanmoins, la malade affirmait qu'elle ressentait les mêmes douleurs qu'avant la dernière grande attaque. Elle maintenait qu'elle devait avoir des calculs et voulait en être débarrassée.

21 septembre 1891. — Incision à droite, à travers le droit de l'abdomen, immédiatement au-dessous de l'arc costal. Immédiatement apparaît dans la plaie une vésicule molle et flasque. Elle contient nettement des calculs.

Comme il y a eu antérieurement élimination de calculs par les voies naturelles, il faut palper les voies biliaires profondes, mais cette manœuvre est gênée par des adhérences étendues entre le mésentère et l'estomac d'une part, et la vésicule de l'autre.

Le bord gauche du pylore est soudé à la vésicule biliaire dans presque toute son étendue. Cependant on peut la libérer par la plaie assez haut pour rendre accessibles la vésicule et les voies biliaires. Comme on ne sent pas de calculs dans les voies profondes, on fait comme d'usage la suture de la paroi et on tamponne la plaie.

Dans les 36 premières heures, les suites furent normales. Dès le lendemain matin la malade eut appétit et mangea des biscuits.

La deuxième nuit elle commença à vomir, mais le lendemain la température étant normale, et d'autres malades ayant vomi aussi pendant plusieurs jours, on n'y attacha pas d'importance, d'autant que le pouls était normal (104).

Le lendemain 24 septembre, la malade continuait à vomir mais ne souffrait pas, elle demandait même des aliments réconfortants, se sentant faible.

Pouls à 104 presque aussi bon que la veille. La faiblesse croissante de la malade m'inspire cependant des craintes ; et on remet au lendemain une réouverture de l'abdomen devenue nécessaire.

Dans la nuit suivante collapsus. Le pouls radial devient insensible vers le matin ; vomissements abondants des matières ingérées, mais jamais fécaloïdes.

Après avoir enlevé le pansement, on trouve un léger dépôt fibrineux sur la vésicule biliaire partiellement dénudée de son enveloppe péritonéale. A gauche, au-dessus de l'ombilic, légère protention de l'abdomen qui partout ailleurs est souple.

25 septembre 1891. — On élargit la plaie en bas. On trouve toute la partie sous-ombilicale de l'abdomen occupée par l'estomac très dilaté qui paraît fixé au pylore en haut. De là la partie droite s'étendait profondément à gauche jusqu'au ligament de Poupart, pour se rendre ensuite à angle aigu vers le cardia ; deux énormes bourrelets du volume du bras, réunis seulement par le petit épiploon, se trouvaient l'un à côté de l'autre, tous deux extrêmement tendus,

d'une coloration rouge bleuâtre mais luisante. Au-dessous de cette tumeur énorme, l'intestin grêle flasque gris-blanchâtre est rétracté.

On n'a pu reconnaître la cause de la coudure de l'estomac. Évacuation à la sonde d'une grande quantité du contenu gastrique.

D'abord la malade se sentit beaucoup soulagée, mais la faiblesse persista.

Mort le soir en plein collapsus.

Autopsie. — Adhérence rigide entre la partie droite de la petite courbure et le foie. La partie droite de l'estomac en état de réplétion, comprimait le duodénum sur la colonne vertébrale. — Pas de rétrécissement proprement dit mais déplacement du duodénum.

Pas de péritonite, mais hyperémie veineuse considérable. — Dans la vésicule biliaire on trouva à peu près 40 calculs jaunes un peu plus gros qu'une lentille.

Canal cystique rétréci par une cicatrice.

Cholédoque normal. — Foie petit et normal. — Autres organes normaux.

OBSERVATION XIV (résumée).

Diagnostic fait. — Laparotomie exploratrice. — Mort.
(RIEDEL. *Ibid.*)

Mme L..., le 19 décembre 1891, 57 ans. S'est toujours bien portée. Il y a douze semaines elle vit apparaître, un peu sous les côtes droites, une grosseur peu douloureuse au début ; au bout de quatorze jours les douleurs augmentèrent, devinrent continues, plus ou moins fortes. Anorexie, nausées, pas de vomissements. Le diagnostic hésitait entre obstruction biliaire et carcinome du foie.

Il y a trois semaines ictère qui persiste actuellement. Le foie déborde de quatre doigts les fausses côtes ; sur le côté, assez loin de la ligne médiane, tumeur grosse comme une petite pomme, dure. — Foie dur sans nodosités. — Pas d'ascite. — Les urines contiennent des pigments biliaires sans albumine, les selles sont décolorées.

Après quelques évacuants, on put constater, le 23 décembre, une dilatation considérable de l'estomac.

Les jours suivants l'ictère augmenta, vomissements, aspect misérable qui fit penser à un carcinome. Mais pas d'ascite.

A un examen plus approfondi on trouva que la vésicule pouvait être séparée du foie dont le bord était moins dur qu'il ne l'avait paru tout d'abord.

Une laparotomie exploratrice montra une vésicule grosse comme le poing, fortement tendue. Son bout inférieur isolé, proéminent comme un lobe aberrant, avait la dureté du fer. Sur la séreuse petits noyaux isolés, gris jaunâtres, rappelant vaguement des tubercules.

Foie lisse et dense. En le soulevant, on voyait la partie pylorique de l'estomac, où le duodénum attiré jusqu'au était fixé par un tissu de consistance dure contenant de petits nodules.

On pensa à un carcinome primitif de l'estomac et du duodénum, et on ferma immédiatement la plaie abdominale.

Le premier jour amélioration qui ne persiste pas ; le 26 décembre au matin pouls à 104, vomissements, le pouls devient de plus en plus petit, et mort à 7 heures du soir sans signes nets de péritonite.

27 décembre. — **Autopsie.** — Œdème pulmonaire double. Épaississement des bords de la mitrale. Le ligament court hépato-abdominal est épaissi et résistant. Duodénum très dilaté, ainsi que le côlon transverse. Quand on sectionne le ligament, le cholédoque laisse écouler une bile claire et jaunâtre ; sans calculs. Sa paroi est épaisse de 2 millimètres et dure comme du tissu cicatriciel.

Longueur de la vésicule : 10 centimètres et demi.

Diamètre   —   5 centimètres et demi.

Son bout antérieur est circulaire, rétréci, cicatriciel. La séreuse est épaissie, colorée par la bile ; l'extrémité postérieure ou supérieure de la vésicule fait un crochet vers le canal cystique. Dans l'intérieur de la vésicule, il y a 119 centimètres cubes d'un liquide jaune clair et une grande quantité de calculs.

L'extrémité inférieure de la vésicule, épaissie, est bourrée de petits calculs blancs verdâtres à facettes. La muqueuse de cette partie est rugueuse, surtout à l'entrée du rétrécissement. L'entrée du canal cystique est oblitérée, sur une longueur de 1 centimètre et demi.

Le cholédoque a 2o millimètres de circonférence ; au point de bifurcation le canal hépatique est rétréci par une cicatrice. La partie duodénale du cholédoque est raccourcie et plissée transversalement. Foie plutôt petit, de consistance moyenne. La capsule est lisse. Les gros canaux biliaires sont dilatés.

Dans l'estomac, bile en grande quantité. L'origine du duodénum est dilatée ; le duodénum est très court, catarrhe duodénal.

Contenu de l'intestin mêlé de bile jusqu'au cæcum.

La mort a été causée par la coudure du duodénum avec dilatation consécutive de l'estomac.

OBSERVATION XV.

Douleurs d'estomac. — Section d'adhérences. — Guérison.
(RIEDEL. *Arch. für klin. chir.*, t. XLVII, p. 169, obs. 5.)

Homme de 67 ans, entré le 19 juillet 1892. Ce petit homme, maigre, très excité, nous dit que depuis 5 ou 6 ans, il a souffert de très vives douleurs dans les environs de la vésicule biliaire. Depuis 4 ans, il a des nausées et des pesanteurs d'estomac, d'abord tous les deux mois, puis plus souvent. Les douleurs sont très intenses dans les environs du foie, du sacrum et des épaules. Les accès duraient souvent un jour, accompagnés d'un grand sentiment de faiblesse et d'accès paroxystiques. Dans les derniers mois, le patient a toujours été malade : il maigrissait, avait fait un usage exagéré de morphine, tel que son médecin, après l'avoir longtemps soigné, l'envoie ici pour qu'on le débarrasse de ses calculs.

L'examen de cet homme cyanosé montre de l'emphysème pulmonaire, tandis que le cœur est sain. Le foie dépasse les fausses côtes de 3 travers de doigt, il est seulement descendu. La pression sur la vésicule est très douloureuse. Le malade souffre au point de désirer une opération immédiate, bien qu'on ne lui ait pas caché le danger d'une opération à cause de l'état de ses poumons. — Comme son médecin avait fait le diagnostic de calculs biliaires, comme dans son état tout était en faveur de ce diagnostic, on fait l'opération le 23 juillet 1892.

Tout de suite, on vit l'épiploon adhérent à la vésicule, jusqu'à son col ; ainsi une corde épiploïque allait de la *porta hepatis,* par dessus le duodénum, environ 2 doigts de large, au-dessous du pylore, se rétrécissant jusqu'à n'avoir que 3 millimètres en avant du duodénum et s'élargissant en bas et en haut. Au-dessous, cette corde allait dans l'épiploon qui, dilaté, adhérait avec le bord droit du duodénum. Alors la corde fut sectionnée et immédiatement le duodénum se dilata. Le foie était vert. La vésicule semblait, après le détachement de l'épiploon, molle et compressible.

Dans la profondeur, on ne sentait aucune pierre. Alors fermeture du ventre.

Suites sans fièvre. L'emphysème se traduisait par de la toux et de la suffocation. Rapide guérison. Quatorze jours après l'opération le malade se lève. Départ huit jours après. Les douleurs revinrent, mais le malade fut mis à un régime par son médecin et, par la suite, les douleurs disparurent. Le malade put reprendre ses occupations antérieures et même se permettre quelques excès de boisson.

OBSERVATION XVI.

Diagn.: Sténose d'origine biliaire. — Section d'adhérences. — Guérison.

(RIEDEL. Ibid., obs. 7.)

Femme, 48 ans, entre le 30 janvier 1893. La patiente souffre depuis très longtemps d'une faiblesse d'estomac. Mauvaise digestion.

En novembre 1892, elle eut plusieurs jours un accès de coliques hépatiques. Depuis 8 semaines déjà, elle avait de l'ictère. Après l'accès, on trouva 2 grosses pierres dans ses selles. A Noël, nouvel accès de 3 jours. Douleur et ictère qui après 14 jours ne sont pas encore tout à fait passés. A cause de cela, la patiente fut soulagée de ses douleurs d'estomac. Elle vit dans une peur continuelle d'un troisième accès.

État actuel. Souffrante, très fatiguée, verdâtre. Le bord infé-

rieur du foie est très gros, descend jusqu'à l'ombilic. Un point douloureux vague dans les environs de la vésicule.

Selles et urines normales.

4 février 1893. — L'incision montre un foie énorme dont la partie
droite adhère à la paroi abdominale. La vésicule est adhérente à
l'épiploon. Après section, on voit une vésicule biliaire, petite, atro-
phiée avec des cicatrices au fond. Le canal cystique est loin et court.
Le cholédoque s'éloigne également, mais nulle part de pierres. Le
pancréas apparaît épaissi. Section d'autres adhérences. Fermeture
du ventre.

Au 5 mars 1893, la malade se plaint encore de l'estomac ; le
14 novembre, elle dit qu'elle va mieux, l'appétit revient. Nouvelles
douleurs abdominales vagues. Elle pèse 155 livres.

OBSERVATION XVII.

Occlusion pylorique post-opératoire. — Section d'adhérences.
(HANSKEHR. *Berliner klin. Wochenséhrift*, 13 fév. 1893.)

Femme, B., 52 ans. Entre le 11 avril 1892. Souffre de coliques
hépatiques depuis 10 ans. Profondément ictérique depuis 1 an 1/2.

Opération le 14 avril. Incision sur le bord du foie. Vésicule biliaire
pas très grosse. Sa face inférieure adhère intimement au duodénum.
La séparation des adhérences se fait sans difficultés. Dans la vésicule
même se trouvent des calculs. A l'origine du cholédoque je sens
aussi, mais d'une façon passagère, une très grosse concrétion. De
longues recherches ne me font pas retrouver le calcul du cholédoque.
Je suppose qu'il a été ramené dans la vésicule où j'en trouve en effet,
outre les petits, un comme une noix. La vésicule biliaire est suturée
à la paroi. Suites apyrétiques. Aucune réaction péritonéale. Aucune
douleur.

80 heures après int., l'opérée commence à vomir. Dès qu'elle
prend un verre de lait, elle ressent, dans la région de l'estomac, des
pesanteurs qui ne cessent qu'au bout de quelques minutes, lorsquelle
a vomi le liquide ingéré. Je change le pansement et je trouve la

plaie en bon état. Par la fistule s'écoule beaucoup de pus. Je fais boire à la malade plusieurs tasses de lait et je remarque que la région de l'estomac se ballonne fortement. On peut sentir nettement la grande et la petite courbure à travers la paroi abdominale relâchée, et je ne doute pas que la première partie du duodénum ne soit fixée à la face inférieure du foie par des adhérences de nouvelle formation.

La péritonite était sûrement à observer, le pouls était lent, 72, et pas de fièvre. Pas de temps à perdre.

Je rouvre le ventre par incision médiane. Je trouve des adhérences nouvelles unissant la vésicule au duodénum et coudant celui-ci à angle aigu. Pour empêcher la formation de nouvelles adhérences, j'introduis entre la face inférieure de la vésicule et le duodénum un lambeau de gaze stérilisée que je fais sortir par la plaie abdominale. Je veux encore réexaminer le cholédoque et chercher le calcul senti lors de la première opération, je le retrouve et le pousse vers le duodénum. Cholédocotomie. Ablation d'un gros calcul, fermeture de la plaie. Je laisse la fistule biliaire externe. Cette opération a duré deux heures.

Désorganisée par morphine, affaiblie par douleurs. Cholhémique. La malade ne put supporter les deux laparotomies. Quelques heures après, mort.

La deuxième intervention était catégoriquement indiquée, mais je me suis demandé depuis s'il n'eût pas mieux valu attendre.

Observation XVIII (résumée).

Sténose d'or. biliaire. — Section d'adhérences. — Cholécystotomie idéale. — Pyloroplastie. — Guérison.

(Nermann. *Beitrage zur klin. Chir.* 1896, p. 345).

Femme entrée le 2 mars 1894. Souffre depuis huit mois de douleurs dans l'hypocondre droit et de vomissements. Constipation, amaigrissement.

On trouve une tumeur grosse comme un œuf sous le bord du foie un peu hypertrophié et abaissé. L'estomac est dilaté. ...

Diagnostic : cholélithiase, péricholécystite avec rétrécissement du pylore. On décide d'opérer sur la vésicule.

5 mars 1894. — On met à nu la tumeur, on arrive sur la vésicule biliaire. Libération des adhérences avec l'épiploon. Incision du fond épaissi de la vésicule ; elle contient un calcul gros comme un œuf de poule et un petit, enfin un troisième est engagé dans le canal cystique. Il y a aussi du gravier et du mucus purulent. Une quatrième pierre occupe un diverticule de la vésicule, on l'en extrait.

Adhérences avec le duodénum qui est rétréci par un tissu cicatriciel ; on excise ce tissu et on suture.

Trois semaines sans accidents. Le 21e jour, crise typique de colique hépatique suivie de l'évacuation par la plaie d'une grande quantité de bile.

Le 18 avril la malade sort en très bon état.

OBSERVATION XIX (résumée).

Sténose d'or. extrinsèque. — Cholécystotomie idéale. — Gastro-entérostomie. — Section d'adhérences. — Guérison.

(NERMANN. *Ibid.*)

Femme, 35 ans, souffre depuis l'âge de 16 ans de crampes d'estomac. Constipation. Ni vomissements, ni mélœna, ni ictère.

État actuel, 14 juillet 1884.

Amaigrissement, sensibilité du creux épigastique. Au niveau de la vésicule biliaire, induration en forme de cordon. Estomac très dilaté.

Diagnostic. — Sténose pylorique avec forte gastrectasie par cicatrice de tumeur ou adhérence à la vésicule biliaire.

Opération 18 juillet 1894.

La vésicule remplie de calculs est incisée, elle contient quatre calculs gros comme des noisettes qu'on enlève, et on suture. Puis on s'occupe de la sténose pylorique. La gastro-entérostomie est pratiquée suivant la méthode de Von Hacker.

Fermeture du ventre sans drainage. Évolution sans fièvre, et sortie quatre semaines après l'opération. Deux mois après la malade revient à l'hôpital, elle se plaint de tension épigastique après le repas. L'estomac clapote et il y a des calculs biliaires. Une seconde opération pratiquée quelques mois plus tard montra une coudure à angle aigu du jéjunum et son adhérence au côlon. La destruction de cette adhérence amène une notable amélioration.

OBSERVATION XX.

Rétrécissement fibreux. — Cholélithiase. — Gastro-entérostomie postérieure et cholécystotomie. — Succès opératoire.

(Von HACKEN. *Wien. klin. Wochens.*, 1892, n° 47, p. 677.)

Catherine Cz..., 41 ans, mère de 6 enfants, rougeole dans l'enfance, toujours bien portante, règles régulières, ménopause à 40 ans. Père mort du typhus, mère morte d'une maladie inconnue. Elle souffre de l'estomac depuis neuf mois, nausées, vomissements, douleurs qui surviennent deux heures après les repas, amaigrissement depuis quelques semaines, teint pâle, constitution bonne, panicule adipeux diminué. Sonorité normale sur toute la hauteur des poumons, quelques rhonchus en haut et à gauche, bruits du cœur éloignés, mais sans souffle. Le foie déborde les fausses côtes de deux travers de doigt. Rate normale. La sonorité stomacale s'étend jusqu'à l'ombilic. Au niveau du pylore on trouve une tumeur de la grosseur d'un œuf, irrégulière, dure, mal limitée, assez mobile, peu sensible à la pression. L'urine ne contient ni albumine, ni sucre. Poids du corps, 50 kilogrammes 1/2.

Le 17 mai 1892, gastro-entérostomie postérieure trans-mésocolique, premier temps de la cholécystotomie. Ouverture de l'abdomen sur la ligne médiane par une incision allant de l'appendice xiphoïde jusqu'à l'ombilic. On est en présence d'une tumeur lisse qui, en raison de sa dureté, en impose pour un ulcère. Cette tumeur est particulièrement adhérente en arrière. Adhérences en haut avec le foie.

La vésicule biliaire est augmentée de volume et dépasse le bord antérieur du foie de deux travers de doigt, elle est remplie de calculs. On pratique la gastro-entérostomie postérieure comme dans les cas précédents. On enlève également un ganglion mésentérique qui a la grosseur d'un pois. (L'anatomie microscopique faite dans la suite montra qu'ils étaient simplement enflammés). On sutura ensuite le sommet de la vésicule biliaire au péritoine pariétal sur une étendue de la valeur d'un kreutzer. On ferma la cavité abdominale par une suture en étages. La suite de l'opération fut sans réaction fébrile.

Le sixième jour on sectionne au thermocautère la portion de vésicule suturée au péritoine après l'avoir attirée en avant avec deux fils de soie placés lors de l'opération. On retire alors de la vésicule biliaire 9 calculs polyédriques et ayant la grosseur d'une noisette ; les derniers sont extraits avec assez de peine. On tamponne modérément la plaie avec de la gaze iodoformée ; à l'ouverture point d'écoulement de bile ; il ne s'est écoulé qu'un peu de liquide trouble et visqueux. Dans la suite il s'écoula de la vésicule un peu de pus et en dernier lieu un liquide visqueux d'abord trouble puis clair. On tenta souvent de dilater la fistule, parce que, lors de son exploration, on avait senti des rugosités mais on ne trouva plus de calculs, il s'agissait probablement d'une rugosité pariétale. On plaça un drain dans la vésicule et on pratiqua des lavages au sublimé faible. Le drain fut bientôt remplacé par un autre drain plus petit et on le supprima complètement le 29 juin. La malade n'a plus vomi depuis l'opération, elle n'a plus eu de douleurs d'estomac ni de difficultés dans la digestion ; elle put prendre d'abord des aliments liquides, puis bientôt elle prit des aliments solides et quitta l'hôpital vingt-quatre jours après l'opération ; la digestion et les selles étant régulières, elle ne conservait plus qu'une petite fistule dont l'orifice ne donnait accès qu'à une aiguille à tricoter. La malade avait repris bonne mine et elle avait augmenté de 6 kilogrammes.

Le 20 août 1892, la malade revient se montrer à l'hôpital, il s'écoule moins de liquide visqueux de la fistule. La malade se trouve bien sous tous les rapports, sa mine est devenue meilleure. L'augmentation du poids jusqu'à ce jour est de 9 kilogrammes.

Observation XXI.

Sténose. — Gastrotomie et Gastrectomie. — Guérison.
(Mikulicz. *Arch. für klin. chirurgie*, t. LI.)

F..., 20 ans. Souffre de l'estomac depuis neuf ans. Aggravation et vomissements depuis sept mois. On porte le diagnostic de sténose pylorique de cause indéterminée.

Gastrotomie et gastrectomie. Guérison.

Observation XXII.

Calcul du pylore. — Gastro-entérostomie. — Guérison.
(Mikulicz. *Arch. für klin. chirurgie*, t. LI.)

F..., 44 ans. Souffre depuis trois ans. Diagnostic. Calcul du pylore. Gastro-entérostomie. Guérison.

Observation XXIII.

Cholécystotomie. — Guérison.
(Mikulicz. *Arch. für klin. chirurgie*, t. LI.)

Nous n'avons pas l'observation de cette malade. Mikulicz parle d'elle dans le cours de son article. Il fit une cholécystotomie. Gué-. rison.

Observation XXIV.

Sténose d'or. biliaire. — Cholécystotomie. — Section d'adhérences. — Guérison.
(Périer. Congrès de chirurgie, 1891.)

Une femme de 60 ans ayant présenté antérieurement des coliques hépatiques se plaint depuis huit mois de troubles digestifs indiquant de la façon la plus nette un obstacle pylorique.

Au niveau de cette région, on sent une tuméfaction dure, bosselée et douloureuse. M. Périer porte le diagnostic de calcul de la vésicule biliaire avec exsudats inflammatoires comprenant le pylore ou le duodénum. La laparotomie mène sur une masse indurée ayant l'aspect de l'épiploon enflammé, en arrière de laquelle se trouvait le pylore. A peine eut-on découvert quelques adhérences, qu'il s'écoula une grande quantité de liquide infect et on retira 3o6 calculs.

OBSERVATION XXV.

Sténose bénigne du pylore. — Dilatation digitale. — Guérison opératoire. — Récidive. — Gastro-entérostomie ant. — Guérison.

(In J. BOND. *The Lancet*, july 25 1896, n° 3804, p. 236.)

Cas observé en mars 1894, tableau symptomatique typique. Le malade avait été soldat et avait habité l'Inde. Il avait d'abondants vomissements journaliers de liquides aqueux. Il se pratiquait lui-même des lavages de l'estomac qui procuraient une amélioration sinon durable au moins temporaire. Il avait eu recours également à toute la série des médicaments gastriques et des désinfectants intestinaux. A l'ouverture de l'abdomen on constata que le segment pylorique de l'estomac présentait un aspect rugueux et des adhérences avec la face inférieure du foie : au toucher on avait la sensation d'une hypertrophie annulaire. Après avoir ouvert l'organe suivant une incision parallèle à la grande courbure et à 3 travers de doigt du pylore on introduisit le doigt. L'orifice pylorique ne pouvait admettre que l'extrémité du petit doigt ; aussi la dilatation fut pratiquée au moyen de dilatateurs de Hegor puis avec les doigts jusqu'à ce que la circonférence mesurât 3 pouces 1/2, et l'estomac fut refermé. Les résultats pendant les premiers mois furent vraiment encourageants, la maladie disparut et le malade gagna rapidement en poids. Malheureusement cette amélioration ne se maintint pas ; il revint bientôt à son état primitif avec le désappointement en plus d'une opération infructueuse. En mai 1895 l'abdomen fut de nouveau ouvert et la première partie du jéjunum fut anastomosée à la face antérieure de l'estomac près du pylore au moyen du bouton de Murphy. La guérison fut rapide et le résultat de l'opération fut excellent. En juin 1896, le malade est en parfaite santé. Il a gagné un « stone » et demi et a pu reprendre ses occupations. Il n'a jamais rendu le bouton.

OBSERVATION XXVI.

Sténose cicatricielle du pylore liée à une lithiase biliaire.
— Gastro-entérostomie ant. — Mort.

(In BOND, C.-J. *Loc. cit.*)

Le dernier cas concerne une femme âgée de 42 ans, ses malaises avaient commencé six ans auparavant, à la suite d'une attaque de jaunisse, durant laquelle elle rendit un ou plusieurs calculs biliaires : quelques mois après elle commença à souffrir de malaises et de douleurs gastriques après les repas. Ces attaques prirent graduellement les caractères des symptômes de la dilatation stomacale associée à la sténose pylorique et elle a été depuis cette époque une véritable infirme. Après le traitement préparatoire usuel l'abdomen fut ouvert et la gastro-jéjunostomie pratiquée au moyen du bouton, le 21 avril 1896. L'estomac était énormément dilaté, le bord inférieur se trouvant atteindre le bord supérieur du bassin à gauche, ce qui lui donnait l'apparence d'une position verticale, mais le pylore était à sa place habituelle et adhérait au fond de la vésicule biliaire épaissie par une adhérence fibreuse en forme de corde, et il était extrêmement dur et résistant. On pratiqua l'abouchement au moyen du bouton de Murphy, suivant la technique habituelle du jéjunum à la partie antérieure de l'estomac. Le jéjunum outre l'anastomose fut légèrement incurvé et fixé par deux sutures à la paroi de l'estomac pour l'empêcher de se couder brusquement au niveau de l'anastomose. La malade éprouva des troubles pulmonaires dus probablement à l'éther et bien que, comme nous le pensons, elle pût être considérée comme guérie de sa gastro-jéjunostomie, cependant, outre la bronchite et la congestion hypostatique, il se développa une double pleurésie résultant vraisemblablement de l'éther et la malade mourut de consomption le 8ᵉ jour. L'autopsie fut très intéressante. Outre l'affection pulmonaire déjà mentionnée et qui tua la malade, l'examen de l'abdomen montra d'abord que l'estomac était revenu sur lui-même, spécialement au niveau du segment pylorique, et il n'avait pas des dimensions beaucoup supérieures à celles d'un estomac ordinaire. L'abouchement pratiqué au moyen du bouton de Murphy, était bien situé et véritablement satisfaisant ; il n'y avait point d'ulcération de la membrane muqueuse dans la surface pressée par le bouton, les deux pièces de ce bouton n'avaient point complètement coupé les 2 parties opposées de la paroi viscérale. L'estomac contenait trois vieilles pierres biliaires. Le pylore était extrêmement contracté, admettant tout juste un crayon et ses parois étaient rigides ; une dissection attentive montra un trajet sous la muqueuse du duodénum juste au-dessus de l'anneau cicatriciel du pylore, et ce trajet situé dans la corde formée par les adhérences déjà mentionnées conduisait au fond de la vésicule biliaire. Cette dernière était rétractée et avait des parois très épaisses, il contenait un peu de mucus blanc, libre de bile, et deux calculs biliaires. Il n'y a pas de doute que ce trajet représentait la voie par laquelle les calculs biliaires s'étaient fait jour dans le duodénum six ans auparavant.

OBSERVATION XXVII.

Sténose biliaire. — Gastro-entérostomie ant. — Mort.

(DOYEN. Traitement chirurgical des maladies de l'estomac, 94.)

Femme, 52 ans, sténose duodénale inflammatoire (cholécystite).

Il y a 4 ans coliques hépatiques graves. Refuse la cholécystotomie. Depuis quelques mois vomissements alimentaires répétés. Elle vient de rendre des aliments ingérés il y a un mois. Amaigrissement rapide. Présence fréquente de bile dans les vomissements. Hyperacidité gastrique.

Diagnostic. — Sténose pylorique inflammatoire consécutive aux attaques antérieures de cholécystite. Le diagnostic a été confirmé par l'examen des pièces.

Laparotomie. — Nombreuses adhérences du pylore au fond de la vésicule qui font corps avec la première partie du duodénum. Il paraît exister encore des calculs au sein de cette motte indurée.

L'isolement en est impossible. Nous sommes forcé de fermer en cul-de-sac l'estomac et le duodénum et de faire la gastro-entérostomie antérieure.

Mort au bout de 28 heures. Cholécystite suppurée ; vésicule fistuleuse dans la première portion du duodénum. Deux calculs retenus dans une loge supérieure. Vaste abcès sous-muqueux du duodénum. Infection hépatique.

Observation XXVIII (résumée).

Sténose biliaire. — Section d'adhérences. — Gastrotomie. — Mort.

(Bouveret, *Revue de Médecine*, 10 janvier 1896.)

Constant J., 46 ans, entré à l'Hôtel-Dieu le 1er juillet 1893.

Bonne santé jusqu'à 44 ans.

Il y a 2 ans, crises douloureuses à l'épigastre. Jamais d'ictère, et les crises cessèrent après l'expulsion d'un gros calcul biliaire par l'anus.

Actuellement il se plaint de troubles gastriques ayant débuté brusquement il y a un an après une indigestion. Depuis, après chaque repas, sensation de pesanteur à l'épigastre. De temps en temps vomissements amenant un soulagement.

L'estomac est très dilaté et se dessine sous la paroi amaigrie. Pas de tumeur appréciable. Péristaltisme stomacal très marqué, constipation.

Rien dans les autres organes.

Le malade est mis au repos ; lait, œufs, purées.

Les vomissements alimentaires, deux à trois heures après l'ingestion, persistent toujours, ils sont très abondants. L'estomac clapote.

Le diagnostic de sténose pylorique par adhérence à la vésicule biliaire est posé.

M. Poncet intervient le 22 juillet. On trouve le pylore très adhérent à la vésicule biliaire. On ouvre l'estomac, on trouve le pylore rétréci par un gros calcul biliaire enchatonné dans du tissu fibreux. On enlève le calcul.

Le lendemain le malade est pâle, très affaibli, le pouls est petit, et il meurt dans l'après-midi.

Autopsie. — Estomac très dilaté. Traces de péritonite récentes autour de la plaie stomacale. Adhérences anciennes entre la vésicule, le côlon tranverse et le pylore.

L'estomac contient plusieurs caillots.

L'incision de la face antérieure du pylore met à découvert la loge qui contenait le calcul, elle est intermédiaire entre la vésicule biliaire et le duodénum et confine au pylore. Un orifice qui admet le doigt fait communiquer l'intestin avec la vésicule biliaire. Sur la paroi postérieure de la cavité qui contenait le calcul on trouve une artériole déchirée, point de départ probable de l'hémorragie mortelle.

La vésicule très rétractée, entourée de trois membranes fibreuses, contient un liquide trouble et deux petits calculs.

OBSERVATION XXIX (résumée).

Sténose biliaire. — Cho'écystotomie. — Section d'adhérences. — Suture duodénale. — Mort.

(BOUVERET, *Ibid.*)

Mme P..., 50 ans. Depuis 20 ans présente des crises douloureuses qualifiées hépatiques, puis tabétiques. Jamais d'ictère, dans l'intervalle légère sensibilité épigastrique.

Depuis la fin de 1893, malaises après le repas, douleurs et vomissements qui s'atténuent par le régime lacté et les lavages d'estomac.

En 1895, trois crises de tétanie; l'amaigrissement s'accentue, état général mauvais; on fait le diagnostic probable de rétrécissement du pylore par adhérence: une vésicule biliaire enflammée depuis longtemps et contenant probablement des calculs.

M. Pollosson opère la malade le 12 mai. La première portion du duodénum est très adhérente. La vésicule biliaire est petite, rétractée sous le foie et contient des calculs, une vingtaine, qu'on extrait.

La première portion du duodénum présente une ulcération perforante à un centimètre du pylore, causée par la migration d'un calcul. — On suture cette perforation; on libère le pylore de ses adhérences et on tamponne la cavité de la vésicule avec de la gaze iodoformée.

La température monte à 39° dès le soir, et le lendemain à 41°, pouls petit, dyspnée, mort.

OBSERVATION XXX.

Cholécystotomie. — Section d'adhérences. — Guérison.

(VILLARD. In Thèse Alex.)

M. Villard opère une malade ayant un calcul du cholédoque qui lui donnait un ictère depuis cinq semaines,

Depuis six ans elle souffrait de douleurs à l'épigastre et dans l'hypocondre droit, douleurs dont on n'avait pu déterminer la cause. Au moment où elle fut examinée par M. le professeur Renaut, par M. Etiévant et M. Villard, elle avait les signes nets de sténose du pylore, vomissements après chaque repas, même après l'ingestion d'une petite quantité de liquide, urines rares, selles à peu près nulles, en même temps que les signes d'une obstruction à peu près complète du cholédoque.

L'intervention fut des plus heureuses, l'incision conduisit sur le

bord du foie adhérent à l'épiploon et à la paroi. Le calcul profondément engagé dans le cholédoque put être refoulé jusque dans la
vésicule et extrait par une ouverture pratiquée dans le fond de cette
poche. Le pylore était tiraillé par plusieurs brides cicatricielles ;
l'une d'elles surtout était apparente, elle s'étendait au-devant de
l'épiploon duodéno-cystique entre la vésicule et le pylore qu'elle
relevait. Les adhérences furent rompues, et la plaie tamponnée.

Aujourd'hui, huit jours après l'opération, la malade est dans les
meilleures conditions, elle ne vomit plus et son ictère diminue len-
tement.

Observation XXXI.

Rétrécissement du pylore d'origine biliaire. — Péricholé-
cystite. — Gastro-entérostomie. — Mort par hémor-
ragie secondaire.

La première partie de l'observation est due à M. le docteur Haussmann.
(Tuffier et Marchais. *Rev. de chirurgie*, février 1897.)

B..., vingt-sept ans, officier d'artillerie démissionnaire, présente
depuis plusieurs années des troubles abdominaux pour lesquels il a
consulté plusieurs médecins. Je le vois à mon tour, pâle, amaigri,
douleurs abdominales violentes survenant par crises ; ectasie gastrique, état neurasthénique très prononcé, jamais d'ictère. Je pense
cependant qu'il peut s'agir de coliques hépatiques et je prescris le
séjour à la campagne et un traitement médical approprié. J'avais
perdu B... de vue, lorsque je suis appelé auprès de lui, dans la
localité où il avait fixé sa résidence. Le malade est couché, il a de la
fièvre, souffre beaucoup dans le ventre. A la palpation de l'abdomen,
je découvre au niveau et à droite de l'ombilic, recouverte par une
peau normale, une tumeur rénitente, non fluctuante, douloureuse
à la pression, quelque peu réniforme. Je pense qu'il s'agit d'un rein
flottant immobilisé dans sa position vicieuse, et, assez satisfait de

mon diagnostic, je conseille le retour à Paris pour y surveiller plus facilement l'état du malade et y demander l'avis d'un chirurgien.

Le Dr Tuffier, qui veut bien examiner le malade, découvre sur le bord externe du muscle droit, aux lieu et place de la vésicule biliaire, une tuméfaction pâteuse et phlegmoneuse qui se prolonge profondément du côté de l'abdomen. L'œdème, la rougeur légère font penser à une collection suppurée autour de la vésicule. Une incision verticale pratiquée au point culminant de la tumeur conduit sur une collection suppurée noirâtre; l'index introduit dans la plaie rencontre des adhérences et des parois irrégulières siégeant au-dessous du foie et dans la région de la vésicule. Afin de ne pas détruire ces adhérences, le chirurgien se contente de placer un drain. Au bout de six semaines, la guérison est obtenue sans qu'il y ait eu à aucun moment d'écoulement biliaire appréciable. Signalons seulement l'existence d'une fistule suintante qui persiste assez longtemps et finit par se tarir complètement.

Cette opération est suivie d'un rétablissement complet de l'état général qui persiste pendant près de dix-huit mois. Nouveaux accidents, troubles gastriques progressivement constants, douleurs, vomissements. Rappelé auprès du malade, je le trouve très amaigri, presque cachectique. Vomissements presque continuels, ectasie gastrique extraordinairement prononcée; ni tumeur, ni hématèses. Le phénomène suivant, que j'ai déjà observé, mais à un degré beaucoup moins prononcé, appelle particulièrement mon attention. Sous mes yeux, sous ma main, l'estomac se contracte violemment comme pour expulser son contenu et lutter contre un obstacle occupant la région du pylore. Je ne doute pas qu'il ne s'agisse d'un rétrécissement de cet orifice, et, en l'absence du Dr Tuffier, j'appelle auprès du malade un jeune chirurgien qui s'était fait de la pratique des anastomoses viscérales une sorte de spécialité. Le chirurgien, surtout préoccupé de l'état neurasthénique vraiment très prononcé que présente le malade, déconseille l'opération et propose un séjour à Davos que le malade accepte à regret.

Je le retrouve plus souffrant qu'à son départ et prie le Dr Tuffier de revenir auprès de lui.

Je vois le malade le 10 mars 1894. La maigreur est extrême ; les signes fonctionnels de sténose pylorique sont au complet et je constate de plus un signe qui m'était inconnu. Lorsque le malade a pris une certaine quantité d'aliments, on voit à travers la paroi abdominale l'estomac se contracter sur son contenu et se dessiner ; la main appliquée sur la région sent nettement les contractions de l'organe sous-jacent. Il semble que l'estomac lutte contre un obstacle pylorique. La percussion dénote une dilatation affleurant l'ombilic ; mais surtout la palpation profonde au niveau de la cicatrice de l'ancien phlegmon permet de constater une induration diffuse se prolongeant sous le foie vers la région pylorique. Mon diagnostic fut obstacle pylorique par cicatrice péripylorique, probablement due à l'abcès ancien de la région. Le malade, vraiment cachectique, entre le 16 mai à la maison de santé de la rue Bizet.

Le 19 mai, avec l'aide de MM. Huber et Bresset, je pratique une laparotomie médiane sous-xiphoïdienne et je trouve une masse cicatricielle indurée allant de la vésicule biliaire jusque sous le duodénum. Cette masse blanchâtre, régulière, n'ayant nullement l'apparence d'un néoplasme, est immobilisée, et sur tout le foie le duodénum et le pancréas sont tellement unis qu'il est matériellement impossible de les séparer, et quelques tentatives dans ce sens me demontrent de suite qu'elles ne me conduiraient qu'à une déchirure de l'intestin. Je pratique la gastro-entérostomie postérieure par le procédé classique et suture à deux étages à la soie. Aucune difficulté opératoire. Fermeture de l'abdomen à trois étages. Pansement aseptique et compressif.

Les quatre premiers jours se passent aussi simplement que possible ; la température ne dépasse pas 37°,8 ; le malade est très affaibli, mais il conserve trois lavements alimentaires par jour. Glace et grog frappé.

Au sixième jour, il devient subitement pâle, les lèvres décolorées, le facies grippé ; une selle très abondante, formée de sang noir, est expulsée, puis une nouvelle évacuation de caillots récents, et enfin du sang à peine noirâtre s'écoule par l'anus. Le malade succombe quelques heures après.

Observation XXXII.

*Sténose pylorique. — Adhérences hépato-pyloriques. — Gas-
tro-entérostomie. — Guérison.*

(Tuffier et Marchais, *Ibid*. — La partie médicale de l'observation est
due à M. le professeur Hayem.)

T..., graveur, âgé de cinquante-trois ans, entre le 26 juin à la
maison municipale de santé. Pas d'antécédents héréditaires ; aucune
histoire pathologique antérieure.

Le début des accidents actuels remonte à quinze ans. A ce moment, le malade fut pris de vomissements et de perte d'appétit, et
surtout d'une douleur vive localisée au niveau de la partie supérieure
du muscle grand droit du côté droit avec irradiations dans la région
hépatique. Les médecins qui l'examinèrent hésitèrent, au dire du
malade, entre un cancer de l'estomac au début et des coliques hépatiques. D'ailleurs, le malade n'a jamais eu d'ictère.

Depuis lors, les douleurs reparurent avec la même intensité et
les mêmes caractères tous les deux ou trois mois pendant les années
qui suivirent, le malade maigrissant et reprenant de l'embonpoint
alternativement. Divers traitements furent institués. Au début,
Laseigne fit le diagnostic d'ulcère du duodénum, Millard celui d'ulcère de l'estomac. Le malade fit trois saisons à Vichy sans en retirer
grand bénéfice. La fréquence des crises douloureuses et des vomissements ainsi que leur intensité n'ont fait qu'augmenter, et au
mois de mai 1895 le malade eut une hématémèse (vomissement de
sang rouge en grande quantité). Le 4 novembre de la même année,
nouvelle hématémèse et le 13 une troisième, celle-ci beaucoup plus
abondante. A ce moment, amaigrissement rapide de quarante-cinq
livres.

Depuis lors, le malade n'a plus de vomissements, mais les douleurs au niveau du muscle droit ont persisté. Depuis sept mois, le
malade ne peut plus travailler et mange très peu et depuis le mois
de mars des crises douloureuses d'une extrême acuité se répètent

régulièrement quatre fois par jour (quatre heures et dix heures du matin, deux heures et dix heures du soir). Au commencement de juin, il va consulter le professeur Hayem, qui fait le diagnostic d'ulcère de la région du pylore avec sténose incomplète et conseille au malade de se faire pratiquer une gastro-entérostomie par M. Tuffier, à la maison de santé.

Il entre le 26 juin. On constate au niveau de la partie supérieure du muscle grand droit, du côté droit, une douleur revenant par accès et que le malade ne parvient à calmer qu'à force de morphine, douleur ne semblant pas exagérée par la pression. On ne sent aucune tumeur à ce niveau. Le foie est légèrement abaissé et l'estomac très dilaté. Actuellement, pas de vomissements mais constipation opiniâtre. Le malade est pâle, amaigri, cependant son poids a un peu augmenté depuis quelques mois et il pèse avant l'opération 43 kilogrammes.

Gastro-entérostomie pratiquée le 27 juin à la maison Dubois, avec l'aide de MM. Dujarier et Marchais, internes du service. Incision de 14 centimètres sur la ligne médiane. Le péritoine est très vasculaire, le foie est abaissé et un peu violacé. L'estomac, très distendu, vient faire hernie dans la plaie ; on le réduit. Par l'estomac replié en doigt de gant, on explore la région pylorique, qu'on trouve indurée, cicatricielle dans une grande étendue ; mais cette induration massive est souple, sans nodosités ni ganglions. Au-dessus, la vésicule est blanche et normale, plutôt rétractée ; le corps se perd dans la masse pylorique, qui forme une cicatrice inextensible. Gastro-entérostomie postérieure par le procédé des sutures et du triple fil antérieur.

Pendant l'opération on se rend facilement compte que la cause de l'étranglement actuel est constituée par les adhérences hépato-pyloriques, adhérences qu'il est impossible de dissocier. Suture de la paroi à trois étages, pansement aseptique et compressif. L'opération a duré cinquante minutes.

Suites opératoires.— Les premiers jours, lavements alimentaires ; après trois jours, champagne et lait en petite quantité. Les douleurs ont beaucoup diminué ; cependant, au moment où le malade sort, le vingt-deuxième jour ; elles se présentent encore aux mêmes heures, mais beaucoup moins intenses. Le malade digère bien et pèse 44 kilogrammes. Les fils ont été retirés le septième jour, la température s'est maintenue autour de 37°, sauf le lendemain de l'opération, où elle a atteint 38°,4.

M. Hayem a bien voulu examiner ce malade, mais après l'opération. Il donne de cet examen le résultat suivant :

25 octobre 1896. — Le malade vient se soumettre de nouveau à mon examen à l'hôpital Saint-Antoine.

A ce moment, il est vigoureux, bien portant, le visage coloré. Il a beaucoup augmenté de poids et pèse actuellement environ 60 kilogrammes.

Il présente le long de la ligne blanche une cicatrice déprimée, médiane, longue de 11 centimètres et demi s'étendant de la pointe de l'appendice xiphoïde jusqu'à 1 centimètre et demi au-dessous de l'ombilic.

L'abdomen est volumineux, mais non ballonné, ni météorisé.

La palpation pratiquée dans la région pylorique au-dessous des fausses côtes fait reconnaître une masse dure, non bosselée, partout uniforme, nettement indépendante du foie et ne se déplaçant pas pendant les inspirations. Dans tout le reste de son étendue, l'abdomen est souple.

Le foie n'est pas hypertrophié ; il ne déborde pas les fausses côtes.

La rate est normale.

Deux heures après le petit déjeuner, on détermine un bruit de succussion qui s'étend depuis l'appendice xiphoïde jusqu'à l'ombilic.

A l'aide de la palpation et de la percussion, on reconnaît que l'estomac, très étendu transversalement, descend jusqu'à l'ombilic.

La palpation de l'abdomen n'est pas douloureuse. Mais le malade ressent encore, cinq à six heures après le repas, à intervalles irréguliers, des douleurs qu'il localise toujours dans la région hépatique, mais qui n'irradient plus vers l'épaule.

Elles sont bien moins vives qu'avant l'opération et disparaissent après une demi-heure. La compression large de la région les calme.

L'appétit est excellent. Les digestions sont bonnes ; mais il existe encore une constipation opiniâtre, telle que le malade ne peut aller à la selle que tous les deux jours à l'aide de lavements.

En somme, le malade est transformé et fort heureux de s'être fait opérer.

L'opération a donc été suivie d'un résultat excellent. Cependant la dilatation persiste presque au même degré.

Il était intéressant de voir ce qu'était devenue la digestion. A cet effet, le malade fut soumis à un examen en série continue.

Cet examen fut pratiqué, après extraction du liquide à jeun, par mon préparateur M. Carrion.

1° *Liquide à jeun.* — Assez abondant, muqueux, bilieux, sans résidus alimentaires. Analyse :

$$C=0,059 \atop H=0,171 \Big\} 0,230 \qquad \begin{matrix} T=0,459 & A=0,218 \\ F=0,229 & \alpha=0,79 \end{matrix}$$

$$\frac{T}{F}=2$$

2° *Analyses des liquides extraits pendant la digestion :*

Au bout de 30 minutes. Liquide assez abondant, bilieux, peu de résidus.

$$C=0,087 \atop H=0,099 \Big\} 0,186 \qquad \begin{matrix} T=0,394 & A=0,202 \\ F=0,208 & \alpha=1,19 \end{matrix}$$

$$\frac{T}{F}=1,89$$

Au bout de 60 minutes. Liquide assez abondant, bilieux.

$$C=0,054 \atop H=0,169 \Big\} 0,223 \qquad \begin{matrix} T=0,438 & A=0,218 \\ F=0,215 & \alpha=0,90 \end{matrix}$$

$$\frac{F}{T}=2,03$$

Au bout de 90 minutes. Liquide assez abondant, bilieux.

$$\begin{matrix} C=0,048 & T=0,423 & A=0,187 \\ H=0,146 & F=0,229 & \alpha=0,85 \end{matrix}$$

$$\frac{F}{T}=1,84$$

On aurait, sans doute, pu obtenir encore du liquide après 100 minutes. (Voir les graphiques ci-dessous.)

La digestion est, on le voit, restée prolongée. Le type gastrique, loin d'être déprimé par l'opération, semble, au contraire, s'être accentué, probablement sous l'influence d'une augmentation de l'alimentation, peut-être aussi du reflux de la bile dans l'estomac pendant tout le cours de la digestion. Il me paraît évident, d'après ces faits, que, malgré la gastro-entérostomie, l'estomac est encore en lutte contre un obstacle mécanique à l'évacuation. Cet obstacle est peut-être la conséquence d'une coudure de l'anse suturée à l'estomac, et je crains que, dans ces conditions, le bénéfice de l'opération ne soit que temporaire. En tout cas, il y a lieu de soumettre cet intéressant résultat aux chirurgiens ; je pense qu'il serait désirable d'éviter la création d'un obstacle post-opératoire au niveau du pylore artificiel.

OBSERVATION XXXIII.

Dilatation stomacale sans sténose pylorique. — Gastro-entérostomie postérieure. — Cholécystotomie en deux temps. (Prise dans le service de M. Tuffier par notre ami Desfosses, qui a bien voulu nous la communiquer.)

(Due à l'obligeance de M. TUFFIER.)

Bien portante dans son enfance, la malade fut réglée à 13 ans et depuis très régulièrement. Elle eut quatre accouchements normaux, à 20, 22, 25 et 35 ans. Elle eut en outre trois fausses couches.

Ses maux d'estomac remontant à 6 ans, elle éprouvait des douleurs siégeant au creux épigastrique et irradiant entre les épaules. Ces douleurs n'étaient pas journalières, mais elles apparaissaient d'une façon intermittente ; elles atteignaient leur maximum trois ou quatre heures après les repas. Elle n'a jamais eu d'hématémèse ni de mélæna. Deux ans après, apparurent des vomissements alimentaires et survenant après les repas, bilieux le soir vers les dix heures. La constipation était opiniâtre. L'amaigrissement fit des progrès rapides. Au mois de mars dernier, Pescio, Marie, eut des crises très violentes de coliques hépatiques caractérisées par des douleurs extrêmement vives, au niveau de l'hypocondre droit et de l'ictère avec décoloration des matières fécales. Les crises hépatiques ne se renouvelèrent pas, mais les douleurs épigastriques, l'amaigrissement, s'accrurent. Elle entra dans le service du Dr Hayem qui nous l'adresse avec la note ci-jointe :

« Pas d'obstacle pylorique, pas d'ulcère. L'estomac se vide pen-
« dant la nuit. Mais il présente une déformation en V, avec dila-
« tation assez grande et atonie (amincissement de la paroi).
« Digestions lentes, pénibles, douloureuses, entretenant un état de
« neurasthémie insurmontable. La malade est décidée à sortir de cet
« état au prix d'une opération ».

A son entrée, nous nous trouvons en présence d'une femme très amaigrie. La paroi abdominale est flasque, le foie ne déborde pas très notablement les fausses côtes, l'estomac est très dilaté : à droite de la ligne médiane dans la zone pylorique, la palpation profonde décèle une induration du volume d'un œuf de pigeon, dure, roulant sous le doigt, mais nullement douloureuse. Le rein droit est déplacé et l'on ne constate aucune lésion du côté des autres organes, poumons et cœur.

22 mai. *Opération.* — Incision de 10 centimètres environ finissant à un travers de doigt au-dessus de l'ombilic. L'incision de la paroi donne lieu à une hémorragie plus abondante que de coutume. L'estomac paraît bilobé. Le pylore présente nettement l'induration qu'on sentait à l'état de veille ; mais les parois de l'intestin et de l'estomac sont souples.

L'exploration de la région conduit sur la vésicule biliaire qui est petite et contractée sur un amas de calculs, il semble qu'il y en a plus d'une vingtaine. La face inférieure de cette vésicule adhère à la région pylorique par de larges adhérences.

L'estomac est renversé et récliné en haut. On saisit la première anse jéjunale, on l'amène au contact de la paroi stomacale posté-rieure, on pratique la gastro-entérostomie habituelle. On prend soin de créer une large communication entre les deux portions du tube digestif adossées.

Cette première partie de l'opération terminée, on amène la vésicule dans la plaie et on la suture méthodiquement au péritoine, de façon que son fond déborde le niveau de la peau. On suture alors très soigneusement ce fond de la vésicule aux téguments. On place deux fils d'attente pour permettre de retrouver dans quelques jours cette vésicule. La plaie abdominale est suturée et la malade pansée.

La durée de l'opération n'a guère dépassé une heure.

Suites opératoires. — Excellentes. La malade n'a aucun vomissement. Pas d'élévation de température.

Le 26 mai, la malade commence à s'alimenter.

Le 7 juin, apparition de douleurs au niveau de la région épigastrique.

Le 9 juin. — La malade est endormie et l'on procède à l'ouverture de la vésicule. Avec la pince et la curette, on retire 64 calculs irrégulièrement polyédriques, dont le volume varie d'un gros pois au volume d'une tête d'épingle. Un de ces calculs est beaucoup plus volumineux que les autres, il est formé du reste d'une agglomération de calculs petits.

Cette seconde opération est admirablement supportée, la malade ne souffre plus et mange avec appétit.

De la bile a été recueillie aseptiquement dans des pipettes et examinée le jour même au point de vue bactériologique.

Avec la bile recueillie, des préparations ont été faites sur deux lamelles : l'une a été colorée au bleu de Kühne, l'autre suivant la méthode de Gram. On n'y trouve aucun élément pouvant faire croire à la présence d'un bacille quelconque.

Des cultures ont été faites sur bouillon à la peptone et sur gélose: ces ensemencements ont été portés à l'étuve et sont restés stériles au bout de plusieurs jours.

De ces examens, on peut conclure à l'absence dans le liquide de microbes aérobies.

CONCLUSIONS

I. Les sténoses du pylore reconnaissent plus souvent qu'on ne le pense une origine biliaire.

II. Assez souvent, rien ne met sur la voie du diagnostic.

III. Le pronostic en est très grave.

IV. Dès qu'on se trouve en présence d'une sténose du pylore, qu'on soupçonne ou non son origine, qu'on laparotomise assez tôt son malade, on aura quelques chances, non seulement de le soulager, mais encore de le guérir en pratiquant, selon les indications, la gastro-entérostomie, la cholécystostomie, ou les deux opérations associées.

BIBLIOGRAPHIE

Duplay. — De l'ampliation de l'estomac. *Arch. gén. de méde-cine*. Paris, 1833.

Bonnet. — Traité des maladies du foie. Paris, 1841.

Fauconneau-Dufresne. — La maladie calculeuse du foie. Paris, 1851.

Cruveilhier. — Anatomie pathologique.

Jaccoud. — Dictionnaire. Art. *Péritonite et dilatation d'estomac.*

Traité de médecine. — Art. *Lithiase.* Chauffard.

Hayem. — Art. Dilatation d'estomac in *Traité de médecine et de thérapeutique.*

—   *Académie de médecine.* Octobre 1895.

W. Hale White. — *Lancet,* 24 octobre 1885.

Sokolowski. — *Soc. méd. de Varsovie.* Janvier 1890.

Naunyn. — Klinik der Cholelithiasis. Leipsig, 1892.

Garand. — *Loire médicale,* 1888.

Harley. — Traité des maladies du foie, trad. par Paul Rodet. Paris, 1890.

Hochhaus. — *Berliner med. Woch.,* 1892.

Miles. — *Lancet,* 1861.

Grunzach. — *Wiener med. Presse,* 1891.

Schule. — *Berliner klin. Woch.,* 1892.

Riedel. — Erfahrungen über die Gallenstein Krankheit. Berlin, 1892.

—   *Arch. für klin. chir.,* t. XLVII.

Hans Kehr. — *Berlin. klin. Woch.,* 1893.

MERMANN. — *Beitrage zur klin. chir.*, 1895.

VON HACKEN. — *Wien. klin. Woch.*, 1892.

MIKULICZ. — *Arch. für klin. chir.*, t. LI.

PÉRIER. — *Congrès de thérap.*, 1891.

BOND. — *Lancet.* Juillet 1896.

DOYEN. — Traité des maladies de l'estomac, 1894.

BOUVERET. — *Revue de médecine*, janvier 1896.

TUFFIER et MARCHAIS. — *Revue de chirurgie*, février 1897.

ALEX. — *Thèse.* Lyon, 1896.

MAUYOURD. — *Thèse.* Paris, 1897.

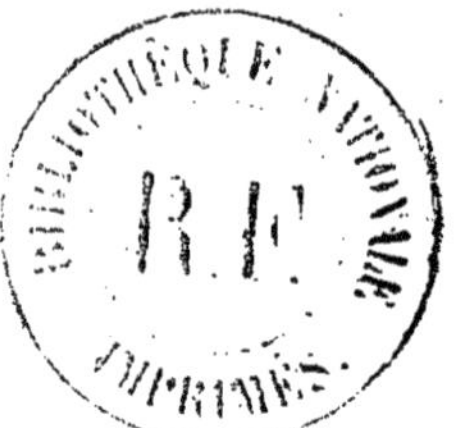

9 782019 292287